David Matusiewicz (Hrsg.)

Juvenile Psoriasis

David Matusiewicz (Hrsg.)

Juvenile Psoriasis

Epidemiologie sowie Versorgungssituation von Kindern und Jugendlichen mit Psoriasis in Deutschland

Südwestdeutscher Verlag für Hochschulschriften

Impressum / Imprint
Bibliografische Information der Deutschen Nationalbibliothek: Die Deutsche Nationalbibliothek verzeichnet diese Publikation in der Deutschen Nationalbibliografie; detaillierte bibliografische Daten sind im Internet über http://dnb.d-nb.de abrufbar.
Alle in diesem Buch genannten Marken und Produktnamen unterliegen warenzeichen-, marken- oder patentrechtlichem Schutz bzw. sind Warenzeichen oder eingetragene Warenzeichen der jeweiligen Inhaber. Die Wiedergabe von Marken, Produktnamen, Gebrauchsnamen, Handelsnamen, Warenbezeichnungen u.s.w. in diesem Werk berechtigt auch ohne besondere Kennzeichnung nicht zu der Annahme, dass solche Namen im Sinne der Warenzeichen- und Markenschutzgesetzgebung als frei zu betrachten wären und daher von jedermann benutzt werden dürften.

Bibliographic information published by the Deutsche Nationalbibliothek: The Deutsche Nationalbibliothek lists this publication in the Deutsche Nationalbibliografie; detailed bibliographic data are available in the Internet at http://dnb.d-nb.de.
Any brand names and product names mentioned in this book are subject to trademark, brand or patent protection and are trademarks or registered trademarks of their respective holders. The use of brand names, product names, common names, trade names, product descriptions etc. even without a particular marking in this works is in no way to be construed to mean that such names may be regarded as unrestricted in respect of trademark and brand protection legislation and could thus be used by anyone.

Coverbild / Cover image: www.ingimage.com

Verlag / Publisher:
Südwestdeutscher Verlag für Hochschulschriften
ist ein Imprint der / is a trademark of
OmniScriptum GmbH & Co. KG
Heinrich-Böcking-Str. 6-8, 66121 Saarbrücken, Deutschland / Germany
Email: info@svh-verlag.de

Herstellung: siehe letzte Seite /
Printed at: see last page
ISBN: 978-3-8381-3866-4

Zugl. / Approved by: Essen, Universität Duisburg-Essen, Diss., 2012

Copyright © 2014 OmniScriptum GmbH & Co. KG
Alle Rechte vorbehalten. / All rights reserved. Saarbrücken 2014

Für meine **Eltern** und
Großeltern

Inhaltsverzeichnis

1. **Einleitung** 4
   1.1 Hintergrund und Zielsetzung 4
   1.2 Aufbau der Arbeit 5
   1.3 Ätiologie 8
   1.4 Epidemiologie 9
   1.5 Diagnostik 9
   1.6 Therapie 10
   1.7 Lebensqualität 15
2. **Material und Methoden** 16
   2.1 Sekundär- und Primärdatenanalyse 16
      2.1.1 Sekundärdatenanalyse 16
      2.1.2 Primärdatenanalyse - Ärzte 23
      2.1.3 Primärdatenanalyse - Kinder, Jugendliche sowie Eltern 25
   2.2 Statistik 29
   2.3 Expertenpanel 30
   2.4 Ethik 30
3. **Ergebnisse** 31
   3.1 Ergebnisse der Sekundärdatenanalyse 31
      3.1.1 Prävalenzen 31
      3.1.2 Ambulante und stationäre Arztkontakte 36
      3.1.3 Medikation 40
      3.1.4 Komorbiditäten 46
   3.2 Ergebnisse der Primärdatenanalyse - Ärzte 51
      3.2.1 Ärzte und Patientenkollektiv 51
      3.2.2 Angaben zum individuellen Patienten 58
         3.2.2.1 Soziodemographie und Anamnese 58
         3.2.2.2 Krankheitsbild der Psoriasis 63
         3.2.2.3 Therapie 67
         3.2.2.4 Zufriedenheit mit dem Therapieergebnis 74
   3.3 Ergebnisse der Primärdatenanalyse - Kinder, Jugendliche und Eltern 75
      3.3.1 Angaben zu den Kindern und Jugendlichen 75
      3.3.2 Angaben zur Erkrankung 79

3.3.3 Versorgung und Behandlung 83
3.3.4 Lebensqualität 91
3.3.5 Belastung und Auswirkungen auf die Eltern 95
4. Diskussion 100
4.1 Epidemiologie 100
4.2 Krankheitsbild 103
4.3 Versorgung 110
4.4 Therapieansätze 113
4.5 Komorbiditäten 127
4.6 Lebensqualität und Belastung 129
4.7 Auswirkungen auf das Familien-, Sozial- und Berufsleben der Eltern .. 134
4.8 Limitationen 136
5 Zusammenfassung 141
6 Literaturverzeichnis 143
7 Anhang 156
Abkürzungsverzeichnis 182
Tabellenverzeichnis 185
Abbildungsverzeichnis 190
Danksagung 192

1. Einleitung

1.1 Hintergrund und Zielsetzung

Nach Auffassung der Gesundheitsberichterstattung des Bundes (GBE) bestehen für die Schuppenflechte (im Folgenden: Psoriasis) im Bereich der epidemiologischen Forschung *„erhebliche Wissenslücken"* in Deutschland (Traupe 2002). Die Psoriasis bei Kindern und Jugendlichen wird als juvenile Psoriasis bezeichnet und beinhaltet den Gegenstand der vorliegenden Arbeit. Der Stand von wissenschaftlichen Studien zur juvenilen Psoriasis wird nach einem Konsensus einer europäischen Expertengruppe als *„anekdotenhaft"* bezeichnet. In der wenigen vorzufinden Literatur wird in diesem Zusammenhang ein Mangel an Forschungsprojekten beklagt und ein genereller Nachholbedarf gefordert. Demnach gibt es überwiegend Fallstudien zur Psoriasis im Kindes- und Jugendalter und nur wenige klinisch kontrollierte Studien (Stahle 2010).

Nachdem die juvenile Psoriasis in der Wissenschaft und Praxis jahrelang eher ein Schattendasein geführt hat, rückt die Erkrankung heute zunehmend in den Fokus der Betrachtung. So stand der 7. Weltpsoriasis-Tag im Jahre 2010 unter dem Motto *„Kinder mit Schuppenflechte - eine Herausforderung für alle"* (National Psoriasis Foundation 2010). Die Deutsche Dermatologische Gesellschaft (DDG) und der Berufsverband der Deutschen Dermatologen (BVDD) formulierten nationale Versorgungsziele für die Jahre 2010-2015, wobei die Aussage *„Kinder mit Psoriasis werden frühzeitig behandelt und erlangen eine gute Lebensqualität"* als eines der angestrebten vier Versorgungsziele postuliert wurde (CVderm 2010).

Ziel des vorliegenden dreiteiligen Forschungsprojektes ist die Deskription der Epidemiologie sowie Versorgungssituation von Kindern und Jugendlichen (Alter $\leq$ 18) mit Psoriasis in Deutschland. Dabei werden Daten zur

Epidemiologie ausgewertet, um festzustellen, wie hoch die Prävalenz der Kinder und Jugendlichen mit Psoriasis ist. In diesem Zusammenhang wird das Krankheitsbild der juvenilen Psoriasis betrachtet und die Begleiterkrankungen (analog: Komorbiditäten) analysiert. Ein besonderes Augenmerk gilt ebenfalls der allgemeinen Versorgungssituation und der Behandlung der juvenilen Psoriasis seitens der Ärzte. Ferner ist die Messung der Lebensqualität der Kinder und Jugendlichen mit Psoriasis ein weiterer Bestandteil der vorliegenden Studie. Darüber hinaus werden die Auswirkungen der juvenilen Psoriasis auf das Sozial-, Familien-, und Berufsleben der Eltern von betroffenen Kindern und Jugendlichen untersucht. Zusammenfassend soll durch die vorliegende Arbeit ein Gesamtüberblick zur juvenilen Psoriasis in Deutschland entstehen.

Die vorliegende Arbeit ist aus einem Forschungsprojekt des Lehrstuhls für Medizinmanagement in Essen entstanden. Das Projekt wurde durch einen *„unrestricted grant"* durch die Firma Pfizer Deutschland unterstützt. Pfizer hatte dabei keinen Einfluss auf die Methodik, Datensicherung und wissenschaftliche Auswertung der Daten.

1.2 Aufbau der Arbeit

Im Einzelnen teilt sich das Forschungsprojekt in eine Sekundärdatenanalyse auf Basis von Routinedaten der Gesetzlichen Krankenversicherung (GKV) und zwei Primärdatenerhebungen auf. Die Primärdatenerhebungen umfassen zum einen eine Befragung von Ärzten und zum anderen eine Befragung von betroffenen Kindern, Jugendlichen sowie deren Eltern. Eine detaillierte Übersicht über den Aufbau der drei Teilstudien befindet sich in der folgenden Abbildung 1.

Abbildung 1: Übersicht über die drei Teilstudien des Forschungsprojektes

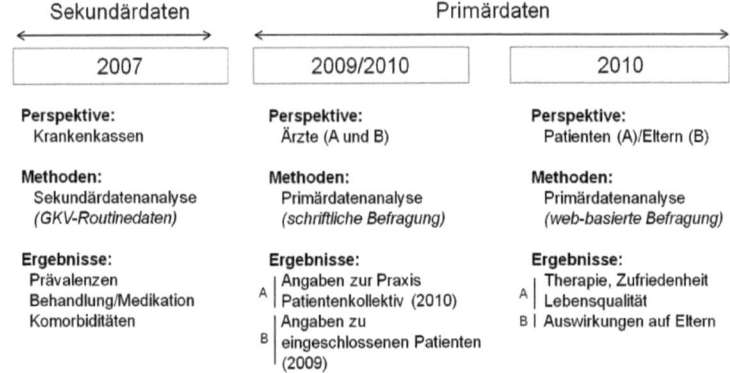

Quelle: Eigene Darstellung

Die Inhalte der einzelnen Teilstudien und der Aufbau der Arbeit sollen im Folgenden kurz skizziert werden.

1. In der ersten Teilstudie des Forschungsprojektes wurden Sekundärdaten der Gesetzlichen Krankenversicherung zur Psoriasis bei Kindern und Jugendlichen ausgewertet. Die Ausgangsbasis bildete ein Datensatz überregional tätiger Krankenkassen mit 6,7 Mio. Versicherten aus dem Jahre 2007. Die Auswertung beinhaltete zunächst die Berechnung von Prävalenzen der juvenilen Psoriasis. Es erfolgte ebenfalls eine Beschreibung der Studienpopulation, der Daten der Arzneimittelversorgung und der ambulanten sowie stationären Versorgung. Darüber hinaus wurden Komorbiditäten der juvenilen Psoriasis identifiziert und analysiert.

2. In der zweiten Teilstudie wurde eine wissenschaftliche Befragung von Ärzten zur Versorgung der Kinder und Jugendlichen mit Psoriasis durchgeführt. Zunächst wurden allgemeine Angaben zu den behandelnden

Ärzten und ihren Patientenkollektiven im Jahr 2010 erhoben. Im Anschluss wurden anhand der ärztlichen Dokumentation für 1-3 Patienten, die durch den Arzt selbst in die Studie eingeschlossen wurden, individuelle Informationen zur Erkrankung erfragt. Hierbei fand eine Deskription der Versorgungssituation mit besonderem Augenmerk auf die eingesetzte Diagnostik und Therapie der betroffenen Kinder und Jugendlichen für das Jahr 2009 statt. Neben den soziodemografischen und anamnetischen Angaben zum Patienten waren Fragen zum Krankheitsbild als auch die Therapie der juvenilen Psoriasis integrale Bestandteile der Befragung. Der Fragebogen endete mit der Zufriedenheit der Ärzte über den Behandlungserfolg der eingeschlossenen Kinder und Jugendlichen mit Psoriasis.

3. Die dritte Teilstudie des Forschungsprojektes basierte auf einer Untersuchung aus dem Jahre 2010, bei der Kinder und Jugendliche mit Psoriasis zu ihrer Versorgungssituation und Lebensqualität befragt wurden. Dabei lag der Fokus auf der aktuellen Diagnostik und Therapie der Kinder und Jugendlichen mit Psoriasis. Im Rahmen der Befragung hatten die Kinder und Jugendlichen ebenfalls die Möglichkeit, ihre derzeitige Therapie zu bewerten. Als ein weiterer Bestandteil des Fragebogens wurde ein standardisierter und validierter dermatologischer Lebensqualitätsfragebogen für Kinder verwendet. Zusätzlich wurden Eltern von betroffenen Kindern und Jugendlichen befragt, wie sich die Psoriasis ihrer Kinder auf ihr persönliches Familien-, Sozial- und Berufsleben auswirkt.

Das erste Kapitel der vorliegenden Arbeit soll einen Überblick über den Aufbau der Arbeit und den Gegenstand der Untersuchung liefern. Im Anschluss daran werden im zweiten Kapitel die angewandten Materialien und Methoden der drei Teilstudien vorgestellt. Das dritte Kapitel beinhaltet die zentralen Ergebnisse der jeweiligen Teilstudien und stellt diese separat vor. In dem darauffolgenden vierten Kapitel werden die Ergebnisse der einzelnen Teilstudien diskutiert, miteinander verglichen und in die internationale Literatur eingebettet. Im fünften Kapitel findet schließlich eine kurze Zusammenfassung der wesentlichen Erkenntnisse der vorliegenden Arbeit statt.

1.3 Ätiologie

Die Schuppenflechte ist eine chronisch-entzündliche Hauterkrankung des Menschen (Nast 2011). Der medizinische Begriff Psoriasis leitet sich aus dem Griechischen „psora" (Juckreiz) ab (Claes 2006). Die Psoriasis bei Kindern und Jugendlichen kann verschiedene klinische Formen annehmen. Die meisten Kinder und Jugendlichen entwickeln eine Plaque-Psoriasis (analog: Psoriasis vulgaris), die durch schuppende Plaques charakterisiert ist. Weitere Formen der juvenilen Psoriasis sind die Psoriasis guttata, die pustulöse und die erythrodermatische Psoriasis (Benoit 2007). Die Erkrankung geht meist mit schuppenden Rötungen der Haut einher. Dabei sind bei Kindern und Jugendlichen insbesondere die Kopfhaut, die Streckseiten der Extremitäten, der Stamm, die Nägel und oftmals das Gesicht betroffen (Sticherling 2007). Es wird vermutet, dass die Anlage zur Psoriasis vererbt wird. Darüber hinaus gibt es in der Literatur Hinweise auf die Entwicklung von Komorbiditäten bei der juvenilen Psoriasis (Augustin 2010). Auf Grund dessen, dass die Auswirkungen der Erkrankungen unmittelbar für andere Mitmenschen sichtbar sind, hat die Psoriasis, neben den körperlichen Beeinträchtigungen, ebenfalls erhebliche Konsequenzen für die emotionale und soziale Entwicklung der Kinder und Jugendlichen (Sticherling 2009).

1.4 Epidemiologie

Die Prävalenz der Psoriasis wird in westlichen Industrienationen auf ca. 1,5-2% geschätzt, wobei in Deutschland etwa 1,6 Millionen Menschen an Psoriasis erkrankt sind (Nevitt 1996, Nast 2011). Bei Kindern und Jugendlichen wird die Prävalenz auf Grundlage einer Studie in Deutschland auf etwa 0,7% geschätzt (Augustin 2010). Die Inzidenz der juvenilen Psoriasis ist nach wie vor wenig erforscht. Allerdings wird vermutet, dass sich die Erkrankung bei etwa 30-50% der Patienten bereits in den ersten beiden Lebensjahrzehnten manifestiert (Morris 2001, Rogers 2002, Sukhatme 2009). Neben den aufgeführten Schätzungen gibt es kaum genaue bevölkerungsbezogene Daten zur Epidemiologie der juvenilen Psoriasis in Deutschland. Dabei bilden epidemiologische Studien eine wichtige Grundlage für eine zielgerichtete Versorgungsplanung sowie Allokationsentscheidungen im Gesundheitswesen (Schäfer 2011).

1.5 Diagnostik

Für die Feststellung des Schweregrades der Psoriasis werden die folgenden Messmethoden bzw. Indizes bei der Diagnostik verwendet:

- **Psoriasis Area and Severity Index (PASI):** Der PASI wurde 1978 entwickelt und zählt zu den am häufigsten angewandten Methoden zur Ermittlung des Schweregrades der juvenilen Psoriasis. Zur Berechnung des PASI wird der Körper in vier Areale (Kopf, Arme/obere Extremitäten, Rumpf/Stamm und Beine/untere Extremitäten) aufgeteilt. Für diese vier Areale wird zunächst auf einer 7-Punkte-Skala angegeben, wie groß der Anteil der betroffenen Hautoberfläche ist. Im Anschluss daran wird das Ausmaß der Psoriasis-Herde in Form einer 5-Punkte-Skala begutachtet. Der PASI-Index ergibt sich aus der Summe der einzelnen Indizes der jeweiligen Körperabschnitte und kann zwischen 0 und 72 Punkten liegen (Fredriksson 1978, Louden 2004).

- **Nail Psoriasis Severity Index (NAPSI):** Der NAPSI basiert auf dem PASI-Index und ist eine objektive und einfache Methode zum Bewerten des Schweregrades der Nagelpsoriasis. Bei dieser Methode wird der Fingernagel in kleine Quadranten eingeteilt, wobei die Psoriasis des Nagelbettes und der Nagelmatrix geschätzt wird. Je höher der Wert des Scores ist, desto weiter ist die Nagelpsoriasis fortgeschritten (Rich 2003).
- **Betroffene Körperoberfläche (KOF, engl. Body Surface Area (BSA)):** Die KOF bzw. BSA ist die einfachste Methode zur Beurteilung der Psoriasis. Bei dieser Methode wird der Anteil der Körperoberfläche, die von Psoriasis betroffen ist, geschätzt (Reich 2007).
- **Physician Global Assessment of Psoriasis (PGA):** Der PGA ist eine weit verbreite Methode zur Bestimmung des Schweregrades der Psoriasis. Der Schweregrad beinhaltet eine 7-Punkte-Skala und wird auf Basis der Schuppung und Rötung der Haut ermittelt. Ein Score von 0 deutet auf ein *„klares Hautbild"* hin während ein Score von 6 auf eine *„schwere Psoriasis"* schließen lässt. (Bonifati 2007).

1.6 Therapie

Die Therapie der Psoriasis unterscheidet sich in drei Therapieansätze: topische Therapie, systemische Therapie sowie Licht- bzw. Badetherapie. Im Folgenden werden die einzelnen Ansätze kurz skizziert. Therapeutisch ergeben sich nach wie vor Herausforderungen, da es keine Leitlinien und Therapiestandards zur Behandlung der juvenilen Psoriasis gibt. Darüber hinaus sind nur wenige Therapeutika für die juvenile Psoriasis zugelassen und es gibt nur begrenzte Erfahrungen mit neueren Systemtherapeutika und deren Nebenwirkungen (Zappel 2004). In diesem Kapitel werden die Wirkstoffe für

Psoriasis im Allgemeinen betrachtet. Die Anwendung und Zulassung für Kinder und Jugendliche mit Psoriasis wird im Diskussionsteil (Kapitel 4.4) der vorliegenden Arbeit betrachtet.

Topische Therapien

Unter einer topischen Therapie versteht man die äußere bzw. lokale Anwendung von Wirkstoffen auf die Stellen, an denen sie wirken sollen. Bei der Psoriasis werden folgende Wirkstoffe als Behandlungsansätze verwendet:

- **Corticosteroide:** Corsticosteroide zählen zu den am häufigsten angewandten Wirkstoffen zur Behandlung der Psoriasis und stehen sowohl für eine gute Wirksamkeit als auch ein schnelles Ansprechen. Ferner eignen sich Corticosteroide besonders bei Juckreiz und beugen Kratzspuren vor (Gerdes 2006, Belazarian 2008).
- **Vitamin-D3-Analoga:** Vitamin-D3-Analoga (Calcipotriol, Tacalcitol und Calcitriol) sind insbesondere zur Therapie einer milden bis mittelschweren Psoriasis geeignet. Insgesamt verfügen Vitamin-D3-Analoga über ein geringes Nebenwirkungsprofil, wobei eine großflächige längerfristige Anwendung aufgrund einer Störung des Kalziumhaushaltes vermieden werden sollte (Benoit 2006, Benoit 2009).
- **Harnstoff:** Harnstoff (Urea) wird in standardisierten Rezepturen ebenfalls für die topische Therapie der Psoriasis angewandt (Wozel 2009).
- **Salicylsäure:** Salicylsäure wird insbesondere bei stark schuppenden Formen der Psoriasis zur Lösung der Schuppung verwendet und ist ein wichtiger Bestandteil für die lokale Psoriasistherapie. Der Wirkstoff wird meist als Zusatz in standardisierten Rezepturen zur Behandlung der Psoriasis angewendet (Wozel 2009).
- **Calcineurin-Inhibitoren:** Calcineurin-Inhibitoren haben eine antipsoriatische Wirkung. Der Wirkstoff ist aus dem Einsatz beim

atopischen Ekzem bekannt, wobei eine Zulassung für die Psoriasis trotz erfolgreichen klinischen Studien bislang nicht vorliegt (Remitz 1999, Wohlrab 2006, Nast 2011).

- **Dithranol:** Dithranol war bis in die frühen 80er Jahre das am häufigsten verwendete Therapeutikum zur Behandlung der Psoriasis und galt lange Zeit als Goldstandard in Europa. Aufgrund der hautirritierenden und verfärbenden Eigenschaften des Wirkstoffs wird Dithranol heutzutage zunehmend durch Corticosteroide und Vitamin-D3-Analoga ersetzt (Sander 1999, Nast 2011).
- **Teer:** Die Anwendung von Teerpräparaten gilt als klassische Therapie der Psoriasis. Aufgrund von erhöhter UV-Sensibilität und dem Risiko zur Ausbildung von Hauttumoren wird die Anwendung von Teerpräparaten häufig kritisch diskutiert (Zappel 2004).
- **Tazaroten:** Tazaroten gehören zu den topischen Retinoiden und finden ebenfalls Anwendung in der Behandlung der Psoriasis (Wozel 2009).

Systemische Therapien

Unter der systemischen Therapie versteht man die Anwendung von Arzneimitteln wie Tabletten oder Infusionen, die nicht gezielt auf die zu behandelnde Stelle aufgetragen werden. Zur Behandlung der Psoriasis werden folgende systemische Therapien angewendet:

- **Fumarsäure:** Fumarsäure hat eine immunmodulatorische Wirkung und wird zur Behandlung einer mittelschweren bis schweren Psoriasis angewandt (Ortiz-Urda 2003, Benoit 2006, Benoit 2009).
- **Methotrexat (MTX):** MTX ist ein Zytostatikum und wird seit Jahrzehnten für schwerwiegende Verläufe der Psoriasis verwendet. MTX verfügt über eine gute Wirksamkeit bei allen Formen der Psoriasis, wobei der Wirkstoff aufgrund von Nebenwirkungen vorsichtig angewendet

werden muss (Ortiz-Urda 2003, Zappel 2004).

- **Ciclosporin:** Ciclosporin wird seit etwa 30 Jahren in der Transplantationsmedizin eingesetzt und gilt als ein äußerst wirksames Medikament mit einem relativ großen Nebenwirkungsspektrum. Ciclosporin wird ebenfalls zur Behandlung einer schweren und resistenten Psoriasis bei Erwachsenen angewendet (Ortiz-Urda 2003).
- **Acitretin:** Acitretin gehört zu der Gruppe der Retinoide und wird seit den 70er Jahren zur Behandlung der Psoriasis eingesetzt. Der exakte Wirkmechanismus von Retinoiden ist bis heute noch nicht abschließend geklärt (Nast 2011).
- **Leflunomid:** Leflunomid zählt zu der Gruppe der Immunsuppressiva. Der Wirkstoff wird ebenfalls erfolgreich bei Patienten mit Psoriasis-Arthritis angewendet (Reich 2002, Wozel 2002).
- **Biologicals:** Biologicals spielen für die Therapie der Psoriasis eine zunehmend wichtige Rolle. Im Einzelnen sind dies Tumornekrosefaktor- (TNF-)α-Antagonisten in Form von TNF-Rezeptor-Fusionsproteinen bzw. monoklonalen anti-TNF-α-Antikörpern (Benoit 2006, Benoit 2009).
  - **Etanercept:** Etanercept wurde zunächst bei verschiedenen rheumatischen Erkrankungen eingesetzt und im Jahre 2004 auch für die Therapie der Plaque-Psoriasis zugelassen (Boehncke 2005, Wozel 2009).
  - **Adalimumab:** Adalimumab wird zur Behandlung der chronischen Plaque-Psoriasis sowie der Psoriasis-Arthritis angewendet (Wozel 2009).
  - **Infliximab:** Infliximab wird als Infusionstherapie zur Behandlung der chronischen Plaque-Psoriasis sowie der Psoriasis-Arthritis genutzt (Wozel 2009).
  - **Ustekinumab:** Ustekinumab ist ein monoklonaler Antikörper und wird ebenfalls als ein wirksames Medikament zur Behandlung der

Psoriasis eingesetzt (Griffith 2010).

Bade- und Lichttherapie

Neben den topischen und systemischen Therapien werden ebenfalls Therapieansätze mit Bädern und Licht zur Behandlung der Psoriasis angewendet. Die einzelnen Therapieansätze sind die Folgenden:

- **Ultraviolettbestrahlung (UVB):** Die UVB-Bestrahlung wird für die Therapie von zahlreichen Hauterkrankungen verwendet. Der Einsatz ist immer unter dem Aspekt der karzinogenen Wirkung als kritisch zu betrachten (Berneburg 2005, Sticherling 2009).
- **Selektive UV-Therapie (SUP):** Die SUP ist eine Kombination mehrerer UV-Komponenten. Laut der S3-Leitlinie zur Psoriasis vulgaris ist die SUP als *„Einsatz polychromatischer Strahler mit einem Emissionsmaximum zwischen 300 und 320 nm"* definiert (Nast 2011).
- **PUVA:** PUVA ist eine Kombination aus UVA-Licht und einem Photosensibilisator wie beispielsweise Psoralen (Kerscher 1994).
- **Lasertherapie:** Der Laser arbeitet mit einem gebündelten Strahl und kann somit gezielt erkrankte Hautareale bestrahlen. Die Anwendung des Lasers als Monotherapie wurde bisher in lediglich neun Studien zur Psoriasis behandelt (Nast 2011).
- **Balneo-Photo-Therapie:** Die Balneo-Photo-Therapie ist eine Kombination aus Licht und Salzwasser zur Verbesserung des Hautbildes. Nach Beschluss des Gemeinsamen Bundesausschusses (G-BA) aus dem Jahre 2008 wurde die Balneo-Photo-Therapie zur Kassenleistung (Gemeinsamer Bundesausschusses 2008).
- **Sole-Bad:** Solebäder werden seit vielen Jahren bei entzündlichen Hauterkrankungen genutzt (Sticherling 2009).
- **Klimatherapie:** Mit der Klimatherapie werden Aufenthalte am Meer oder

im Gebirge zur Förderung von Heilungsprozessen der Haut bezeichnet (Stachow 2008).

1.7 Lebensqualität

„Gesundheitsbezogene Lebensqualität ist ein multidimensionales Konstrukt, das körperliche, emotionale, mentale, soziale und verhaltensbezogene Komponenten des Wohlbefindens und der Funktionsfähigkeit aus Sicht der Patienten und/oder von Beobachtern beinhaltet" (Bullinger 1994). Der Einfluss der juvenilen Psoriasis auf die Lebensqualität der betroffenen Kinder und Jugendlichen wurde in wenigen internationalen Studien erforscht, so dass insgesamt nur begrenzt empirische Daten vorliegen (Lewis-Jones 1995, Beattie 2006, Sticherling 2009). Die bereits vorliegenden Studien deuten allerdings darauf hin, dass die Lebensqualität von Kindern und Jugendlichen mit Psoriasis aufgrund der körperlichen und psychischen Belastungen beeinträchtigt ist (Krueger 1998, Farber 1999, Fond 1999, Marcoux 2002, Beattie 2006, Hazard 2006). Als Messinstrument zur Erfassung der gesundheitsbezogenen Lebensqualität bei Kindern und Jugendlichen mit Hauterkrankungen wird der Children Dermatology Life Quality Index (CDLQI) verwendet (Lewis-Jones 1995). Eine detaillierte Beschreibung des CDLQI findet in Kapitel 2.1.3 statt.

2. Material und Methoden

2.1 Sekundär- und Primärdatenanalyse

Im Rahmen dieses Kapitels werden die Materialien und Methoden der einzelnen Teilstudien beschrieben.

2.1.1 Sekundärdatenanalyse

Aufbau des Sekundärdatensatzes

Die Sekundärdatenanalyse basierte auf einem Datensatz überregional tätiger Krankenkassen mit ca. 6,7 Mio. Versicherten aus dem Jahre 2007. Dies entspricht etwa 9,5% aller gesetzlich Versicherten in dem betrachteten Jahr (Bundesministerium für Gesundheit 2010). Das Durchschnittsalter der Versicherten in der Stichprobe betrug 42,7 Jahre. Insgesamt waren 54,7% der Versichertenpopulation weiblich. Betrachtet man die Kinder und Jugendlichen (Alter ≤ 18) im Datensatz, so waren insgesamt ca. 1,2 Mio. der Versicherten 18 Jahre oder jünger. Das Durchschnittsalter betrug in dieser Altersgruppe 9,5 Jahre. In der Altersgruppe waren 55,2% der Versicherten weiblich. Die allgemeine Datensatzbeschreibung kann der folgenden Tabelle 1 entnommen werden.

Tabelle 1: Datensatzbeschreibung - Sekundärdatensatz I

Jahr	2007	
	Insgesamt	≤ 18
n	6.699.125	1.215.684
Durchschnittsalter	42,7	9,5
Geschlecht (m/w)	45,3%/54,7%	44,8%/55,2%

Quelle: Eigene Berechnung

Der Aufbau der verwendeten Daten war an das Meldeverfahren des Bundesversicherungsamts (BVA) zur Weiterentwicklung des Risikostrukturausgleichs (RSA) gemäß den Satzarten (SA) nach § 30 RSAV angelehnt. Die verwendeten Daten bestanden im Einzelnen aus Versichertenstammdaten, Daten zur Arzneimittelversorgung, Daten zur Krankenhausversorgung sowie Daten zur ambulanten ärztlichen Versorgung. Die verwendeten Datensätze enthielten folgende Bestandteile und Feldeigenschaften (Tabelle 2).

Tabelle 2: Datenaufbau der Sekundärdaten

Daten	Bestandteile	Feldeigenschaft
Versichertenstammdaten	Versichertenpseudonym	Alphanummerisch
	Geburtsjahr	Nummerisch
	Geschlecht	Nummerisch
	Berichtsjahr	Nummerisch
	Versichertentage	Nummerisch
Arzneimittelversorgungsdaten	Versichertenpseudonym	Alphanummerisch
	Verordnungsdatum	Nummerisch
	Pharmazentralnummer (PZN)	Nummerisch
	Anzahl der Packungen	Nummerisch
	Apothekenverkaufspreis	Nummerisch
Ambulante Versorgungsdaten	Versichertenpseudonym	Alphanummerisch
	Leistungsquartal	Nummerisch
	Diagnosen (ICD-10-GM)	Alphanummerisch
	Qualifizierung*	Alphanummerisch
Stationäre Versorgungsdaten	Versichertenpseudonym	Alphanummerisch

Entlassungsdiagnosen (ICD-10-GM)	Alphanummerisch
Art der Diagnose**	Nummerisch
Art der Behandlung***	Nummerisch
* Verdachtsdiagnose, Zustand nach der betreffenden Diagnose, ausgeschlossene Diagnose, gesicherte Diagnose, sonstige ** Hauptdiagnose/Nebendiagnose *** (vollstationär, teilstationär, ambulante Operation im Krankenhaus, sonstige)	

Quelle: Eigene Darstellung

Als Schlüsselvariable (Primärschlüssel) zur Verknüpfung der Versichertenstammdaten, der Arzneimittelversorgungsdaten sowie der ambulanten und stationären Versorgungsdaten wurde das Versichertenpseudonym verwendet.

Identifizierung der relevanten Versicherten

Anhand der ICD-10-GM wurden Kinder und Jugendliche (Alter $\leq$ 18) mit Psoriasis identifiziert, unter der Voraussetzung, dass mindestens eine entsprechende L40.x-Diagnose (Psoriasis) in der dreistelligen allgemeinen Systematik kodiert wurde. Dabei wurden im ambulanten Bereich ausschließlich gesicherte Diagnosen (siehe Qualifizierung in Tabelle 2) verwendet. Im stationären Bereich wurden sowohl Haupt- als auch Nebendiagnosen (siehe Art der Diagnose in Tabelle 2) betrachtet.

Identifizierung relevanter Arzneimittel

Zur Identifikation der relevanten Arzneimittel wurde eine separate Datenbank mit 1.642 PZN und dem dazugehörigen Anatomisch-Therapeutisch-Chemischen (ATC) Klassifikationssystem gebildet, die alle Arzneimittel für die Psoriasis, die durch die Gesetzliche Krankenversicherung erstattungsfähig waren, enthielt. In der ATC-Klassifikation werden die Wirkstoffe nach ihren chemischen, pharmakologischen und therapeutischen Eigenschaften in verschiedene Gruppen eingeteilt (DIMDI 2011). Die Abfrage wurde mit dem Data-Warehouse *InfoNet* der Betriebskrankenkassen (BKK) in dem Modul Arzneimittel durchgeführt. Als Datengrundlage dienten die aktuellen Preisinformationen der Bundesvereinigung Deutscher Apothekerverbände (ABDA) sowie weitere Arzneimittelinformationen. Wesentliche Bestandteile der Datenbank waren die Pharmaziezentralnummern, ATC-Zuordnungen, Herstellernamen sowie Apothekenverkaufspreise. Mithilfe dieser Datenbank wurden die relevanten Arzneimittel für die Zielpopulation gefiltert und analysiert. Es wurde eine Kreuzvalidierung durchgeführt, so dass lediglich die Arzneimittel in der Studie ausgewertet wurden, die a) für die Behandlung von Psoriasis zugelassen sind b) bei einem Versicherten mit entsprechender L40.x Diagnose kodiert wurden.

Berechnung der Ein-Jahres-Prävalenz

Die Berechnung der Ein-Jahres-Prävalenz erfolgte auf Basis der Versicherten, die eine entsprechende ambulante oder stationäre Diagnose L40.x aufwiesen. Das Alter der Versicherten konnte auf Basis des Geburtsjahres in den Versichertenstammdaten ermittelt werden. Es wurden neben der Gesamtprävalenz der Gesamtkohorte auch alters- und geschlechtsbezogene Prävalenzen errechnet. Für die identifizierten Versicherten wurden die Prävalenzen anhand ihrer Versichertentage zur Standardpopulation (Versichertentage GKV) alters- und geschlechtsadjustiert. Die Approximation der Gesamtanzahl der Kinder und Jugendlichen mit Psoriasis in der Gesetzlichen Krankenversicherung erfolgte auf Basis der Versichertentage der amtlichen Satzart (SA) 40 des RSA-Jahresausgleiches für das Jahr 2007 (Bundesversicherungsamt 2008a).

Analyse der ambulanten und stationären Versorgung

Die Analyse der ambulanten und stationären Versorgung fand auf Basis der Filterkriterien zur Identifizierung der relevanten Versicherten (siehe oben) statt. Bei der ambulanten Versorgung lag das Hauptaugenmerk auf der Anzahl der Arztkontakte, der Form der Psoriasis sowie der saisonalen Frequenz der Arztbesuche. Bei der stationären Versorgung wurden insbesondere die durchschnittliche Anzahl der Krankenhausaufenthalte und die Form der Psoriasis bei der Krankenhausentlassung betrachtet.

Analyse der Arzneimittel

Für die Analyse der Arzneimittelverschreibungen wurden die Medikamente aus Gründen der Übersichtlichkeit und hierarchischen Zuordnung anhand ihrer Anatomisch-Therapeutisch-Chemischen Klassifikation analysiert. Als erste Betrachtungsebene wurde zunächst die dritte ATC-Ebene betrachtet. Im Anschluss daran wurden die relevanten ATC bis auf die vierte und siebte ATC-Ebene heruntergebrochen und analysiert.

Analyse der Komorbiditäten

Zur Berechnungen der Komorbiditäten wurde aus technischen Gründen (Problematik bei der Gruppierung von Datensätzen verschiedener Krankenkassen) mit einer Stichprobe von 3,2 Millionen Versicherten weitergerechnet, die Daten aus einer einzigen überregionalen Krankenkasse beinhaltete. Die Stichprobenbeschreibung für den Sekundärdatensatz II befindet sich in Tabelle 3.

Tabelle 3: Stichprobenbeschreibung - Sekundärdatensatz II

Jahr	2007	
	Insgesamt	≤ 18
n	3.182.112	525.125
Durchschnittsalter	45,0	9,6
Geschlecht (m/w)	38,7%/61,3%	44,4%/55,6%

Quelle: Eigene Berechnung

Die verwendeten Daten wurden für die Nutzung eines entsprechenden Groupers (riskKV Grouper in der Version 3.4) vorbereitet, der das amtliche Verfahren des BVA für die Berechnungen der Zuweisungen aus dem Gesundheitsfonds im Zuge des Morbiditätsorientierten Risikostrukturausgleiches (Morbi-RSA) abbildet. Die Komorbiditäten wurden entsprechend der ausgewählten Krankheiten, welche in Hierarchisierte Morbiditätsgruppen (HMG) eingruppiert werden, ausgegeben. Dabei sind die ausgewählten Krankheiten *„entweder kostenintensive chronische Krankheiten oder Krankheiten mit schwerwiegendem Verlauf, die überdurchschnittliche Kosten verursachen"* (Bundesversicherungsamt 2008b).

Die Komorbiditäten werden als HMG zusammen mit den zugehörigen Gewichtsfaktoren (im Folgenden: RSA-Faktor) im Rahmen des Zuweisungsverfahrens ausgegeben. Ein RSA-Faktor von 1,0 entspricht dem Leistungsausgabenniveau eines *„durchschnittlichen Versicherten"* in der GKV. Er stellt die Relation von risikoadjustierten Kosten einer Morbiditätsgruppe zu den in der Regression enthaltenen durchschnittlichen Leistungsausgaben je Versicherten dar und kann somit als Index für die Kostenintensität einer Morbiditätsgruppe interpretiert werden. Durch Summierung der relevanten RSA-Faktoren der einzelnen Morbiditätsgruppen bzw. je Morbiditätsgruppe wird die Morbiditätslast des jeweiligen

Versicherten bzw. einer Versichertenpopulation ermittelt. Für die identifizierten Komorbiditäten bei den Kindern und Jugendlichen wurde jeweils eine Regression gerechnet, um festzustellen, ob die Variable „Psoriasis" einen signifikanten Einfluss auf die Ausprägung der jeweiligen Komorbiditäten (als abhängige Variablen) hat. Die Kinder und Jugendlichen mit Psoriasis (Pso) wurden im Rahmen der Regression mit einer Kontrollgruppe (1-Pso) verglichen, die aus alle anderen Kinder und Jugendlichen ohne Psoriasis im vorliegenden Datensatz bestand. In diesem Zusammenhang wurden Regressionen mit der jeweils identifizierten HMG als abhängige Variable und den Regressoren nach „Alter", und „Geschlecht" und „Psoriasis ja/nein" gerechnet, wobei das Alter und das Geschlecht der Versicherten als Confounder dienten und die Dummy-Variable „Psoriasis ja/nein" die Exposition darstellte. Hierarchisierte Morbiditätsgruppen, die bei weniger als fünf Kindern und Jugendlichen mit Psoriasis identifiziert wurden, blieben für die Analyse aufgrund ihres seltenen Auftretens in dem vorliegenden Datensatz unberücksichtigt. Als Komorbiditäten wurden somit diejenigen HMG identifiziert, die bei mindestens fünf Versicherten aufgetreten sind und bei denen die Variable Psoriasis signifikant war.

Vorgehensweise

Die Nutzung und Analyse der verwendeten Sekundärdaten erfolgte unter Anwendung der Leitlinien und Empfehlungen für die Gute Praxis Sekundärdatenanalyse (GPS) der Arbeitsgruppe Erhebung und Nutzung für Sekundärdaten (AGENS) der Deutschen Gesellschaft für Sozialmedizin und Prävention (DGSMP) (Swart 2005).

2.1.2 Primärdatenanalyse - Ärzte

Konzeption der Fragebögen

Im Rahmen dieser Primärdatenstudie wurde eine Befragung von Ärzten zur Versorgung der Kinder und Jugendlichen mit Psoriasis durchgeführt. Das versendete Fragebogenpaket bestand aus zwei verschiedenen Fragebögen (A und B) (Tabelle 4).

Tabelle 4: Anzahl der beigefügten Fragebögen pro befragten Arzt

Fragebogen	Fragebogen A	Fragebogen B
	allgemeiner Teil	patientenindividueller Teil
Anzahl	1	3

Quelle: Eigene Darstellung

Der erste Bestandteil war ein allgemeiner Fragebogen (im Folgenden: Fragebogen A) über den teilnehmenden Arzt und zum derzeitigen Patientenkollektiv an Kindern und Jugendlichen mit Psoriasis. Der zweite Bestandteil war ein Fragebogen über die individuellen Patienten (im Folgenden: Fragebogen B) und in dreifacher Form beigefügt. Der Arzt konnte dabei selbst 1-3 Patienten auswählen, die sich im Jahr 2009 bei ihm in Behandlung befanden und deren Alter im betrachteten Zeitraum das 18. Lebensjahr nicht überstieg. Es wurden in der Studie nur die Fragebögen gewertet, bei denen sowohl Fragebogen A als auch mindestens ein ausgefüllter Fragebogen B pro teilnehmenden Arzt zurückgesendet wurde. Für die Berechnung der Rücklaufquote wurde die Anzahl der eingeschlossenen Patienten zu der Anzahl der potenziellen Einschlüsse (3 Patienten pro Arzt) ins Verhältnis gesetzt. Im Fragebogen B wurden auf der Ebene des individuellen Patienten Angaben aus dem

Dokumentationszeitraum 2009 erfragt. Hierbei wurden zunächst soziodemografische und anamnetische Angaben zum Patienten erhoben. Ferner waren sowohl das Krankheitsbild der Psoriasis bei Kindern und Jugendlichen als auch die Therapie Bestandteile der Befragung. Der Fragebogen endete mit der Abfrage der Zufriedenheit der Ärzte mit der aktuellen Behandlung der eingeschlossenen Patienten. Beide Fragebögen (A und B) befinden sich in der Anlage 1.

Stichprobenziehung

Als Grundlage zur Stichprobenziehung wurden die Adressen aller niedergelassenen und stationär tätigen Dermatologen und Pädiater in Deutschland berücksichtigt. Hinsichtlich der stationären Einrichtungen wurde innerhalb der Einrichtung eine Hierarchisierung der Berufsgruppen vorgenommen, so dass primär nach Chefärzten und bei fehlenden Angaben nach Oberärzten gefiltert wurde, um die Zustellung der Fragebögen an die Entscheidungsträger innerhalb der jeweiligen Einrichtung zu steuern. Die Stichprobe wurde mit der Software SPSS in der Version 18 gezogen. Die Stichprobengröße orientierte sich an dem Verhältnis der Pädiater und Dermatologen in der Grundgesamtheit (Bundesärztekammer 2010). Neben der gezogenen Stichprobe aus dem gesamten Datensatz wurden zusätzlich alle Unikliniken berücksichtigt, die eine Pädiatrie oder eine Dermatologie aufwiesen. So wurden insgesamt 1.533 (1.500 aus der Stichprobenziehung + 33 zusätzlich aus Unikliniken) und 784 Dermatologen (750 aus der Stichprobenziehung + 34 zusätzlich aus Uniklinken) angeschrieben. In Tabelle 5 sind sowohl die Anzahl der Ärzte als auch die Anzahl der Fragebögen für die potenziell einzuschließenden Patienten (3 Patienten pro Arzt) seitens der angeschriebenen Ärzte abgebildet.

Tabelle 5: Grundgesamtheit und Stichprobe

	Grundgesamtheit	Stichprobe Ärzte (Fragebögen B)
Pädiater	12.216	1.533 (4.599)
Dermatologen	5.250	784 (2.352)
Gesamt	17.466	2.317 (6.951)

Quelle: Eigene Darstellung

Befragungszeitraum

Die Befragung fand im Zeitraum vom 01. September 2010 - 30. November 2010 statt. Um die Teilnahme an der Studie zu fördern, wurde eine Vergütung von 30 Euro pro patientenbezogenen ausgefüllten Fragebogen (Fragebogen B) angesetzt und ein adressierter und frankierter Umschlag beigefügt. Nach einem Monat wurde ein Erinnerungsschreiben an die Ärzte aufgesetzt, die bis zu diesem Zeitpunkt keine Rückmeldung gegeben hatten.

2.1.3 Primärdatenanalyse - Kinder, Jugendliche sowie Eltern

Konzeption der Fragebögen

Zur Erhebung der Primärdaten bei den Kindern und Jugendlichen sowie deren Eltern wurde ein web-basierter Fragebogen entwickelt. Der Fragebogen war in zwei Teile gegliedert: Der erste Teil des Fragebogens war für Kinder und Jugendliche mit Psoriasis konzipiert. Der zweite Teil des Fragebogens richtete sich an die Eltern von Kindern und Jugendlichen mit Psoriasis. Beide Fragebogenteile konnten entweder zusammen (von Kindern/Jugendlichen und Eltern gemeinsam) oder getrennt voneinander (durch die Kinder/Jugendlichen bzw. die Eltern jeweils alleine) beantwortet werden. Ziel des Fragebogens war die Erfassung der Versorgung und Lebensqualität von

Kindern und Jugendlichen mit Psoriasis sowie die Auswirkungen auf das Familien-, Sozial- und Berufsleben der Eltern.

Im Einzelnen waren die beiden Fragebogenteile für die Kinder und Jugendlichen bzw. die Eltern wie folgt konzipiert:

1. Der erste Fragebogenteil richtete sich an Kinder und Jugendliche (Alter ≤ 18). Zunächst wurden sozio-demografische Variablen (z.B. Alter, Geschlecht, Wohnort) abgefragt. Darauf aufbauend wurden allgemeine Angaben über die Erkrankung (z.B. Beginn der Erkrankung, betroffene Körperteile, Gelenkschmerzen) erhoben. Im Anschluss daran wurden die Kinder und Jugendlichen zu den folgenden Aspekten befragt: ambulante und stationäre Behandlung (z.B. Behandlungsbeginn, Häufigkeit, Arztgruppe) sowie Art der Behandlung (z.B. topische Therapie, systemische Therapie, andere Therapieformen). Schließlich wurde eine Selbstbewertung der eigenen Behandlung (z.B. Belastung, Zeiterfordernis, Therapieerfolg) erhoben. Um das Verständnis der Fragen im Fragebogen zu erhöhen, wurden in diesem Teil des Fragebogens zusätzlich Cartoon-Figuren mit Sprechblasen platziert, die einzelne Fragen mit Kommentaren erläuterten und ebenfalls zu Motivationszwecken dienen sollten.

Als weiterer Bestandteil wurde die Lebensqualität anhand der deutschen Übersetzung des CDLQI erhoben (Abbildung 2). Der CDLQI enthält zehn Fragen aus den Bereichen: *„Symptome und Gefühle"*, *„Freizeit"*, *„Schulzeit und Ferien"*, *„Persönliche Beziehungen"*, *„Schlaf"* sowie *„Behandlung"*. Jede der Fragen kann auf einer 4-Punkte-Skala (3 = sehr, 2 = ziemlich, 1 = nur ein bißchen, 0 = überhaupt nicht) beantwortet werden. Der Score wird auf Basis der Summe von zehn Fragen innerhalb der Bereiche gebildet, wobei ein Minimum von 0 Punkten und ein Maximum von 30 Punkten erreicht werden kann (Lewis-Jones 1995).

Abbildung 2: Berechnungssystematik des CDLQI (eigene Darstellung nach Lewis-Jones 1995)

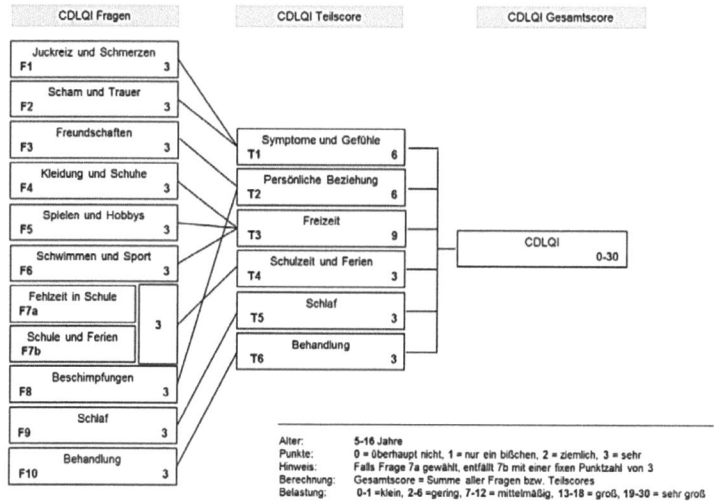

Quelle: Eigene Darstellung nach Lewis-Jones (1995)

Die englische Version des CDLQI wurde für Kinder und Jugendliche von 5 bis 16 Jahren validiert, so dass in der vorliegenden Studie der Score ebenfalls nur für diese Altersgruppe errechnet wurde. Für die deutsche Übersetzung des CDLQI liegt nach Angaben der Entwickler des CDLQI zwar keine separate Validierung vor, jedoch wurde nach deren Angaben der übersetzte Fragebogen durch Vorwärts- und Rückwärtsübersetzungen auf inhaltliche Übereinstimmung mit der englischen Version getestet (Finlay 2011).

2. Der zweite Teil der Studie richtete sich an die Eltern der betroffenen Kinder und Jugendlichen. Zunächst wurden Informationen über die Eltern (z.B. Psoriasis, berufliche Situation, Informationssuche über die Erkrankung) erfragt. Im Anschluss daran folgten Fragen über die Auswirkungen der juvenilen Psoriasis sowohl auf das Familien- und Sozialleben (z.b. Reaktionen in der Öffentlichkeit, Kosten der Therapie, Familienplanung) als auch auf das Berufsleben (z.b. Flexibilität, Planung und berufliche Zukunft, Abwesenheit) der Eltern.

Eine Abbildung des gesamten web-basierten Fragebogens befindet sich in Anlage 2.

Pretest

Um die Verständlichkeit des Fragebogens zu testen, wurde der Fragebogen in Unterstützung mit dem Universitätsklinikum Essen anhand eines Pretests bei zehn Kindern und Jugendlichen sowie teilweise anwesenden Eltern auf Verständlichkeit und Praktikabilität überprüft. In diesem Zusammenhang wurden standardisierte Pretesttechniken wie *„think aloud"* und *„probing"* angewendet (Prüfer 1996, Scholl 2003). Die Fragebögen wurden nach dem Pretest entsprechend angepasst.

Freischaltung des Fragebogens

Der Fragebogen stand für drei Monate (1. September 2010 - 30. November 2010) im Internet unter dem Link - www.uni-due.de/schuppenflechte - zur Verfügung. Um auf die Studie aufmerksam zu machen, wurden insbesondere a) Printmedien an etwa 2.300 Dermatologen und Pädiater durch eine Zufallsstichprobe bundesweit versendet (siehe Kapitel 2.1.2), b) Verlinkungen auf den Seiten entsprechender Organisationen und

Dachverbände platziert und c) Pressemitteilungen zur Studie über die Universität Duisburg-Essen veröffentlicht.

2.2 Statistik

Die statistische Auswertung der Fragebögen erfolgte mit SPSS in der Version 18. Bei der deskriptiven Analyse wurden für nominale Werte absolute Häufigkeiten und Prozentwerte errechnet. Bei mindestens ordinal skalierten Daten wurden das arithmetische Mittel, die Standardabweichung, der Median, die Spannweite sowie das Minimum und Maximum errechnet, wobei Ordinalskalen teilweise in metrische Skalen überführt werden mussten. In der deduktiven Analyse wurden 95%-Konfidenzintervalle (95%-KI) errechnet. Zur Berechnung der 95%-Konfidenzintervalle für die Prävalenzen wurde die folgende Formel für eine binomiale Verteilung verwendet:

$$(1)\ p_{1,2} = r \pm z_{1-\alpha/2} * \sqrt{\frac{r(1-r)}{n-1}}\ \text{mit}\ p = r = \frac{k}{n}$$

k = Treffer in der Stichprobe
n = Stichprobenumfang
p = Schätzung des Anteils in der Grundgesamtheit
r = Relative Häufigkeit aus k/n
z = Wert der Standardnormalverteilung

Der Chi-Quadrat-Test nach Pearson zur Berechnung von Abhängigkeiten wurde mit einer asymptotischen Signifikanz (2-seitig) von 0,05 genutzt. Mittels t-test wurden Abweichungen zum Mittelwert berechnet. Grundlage für die Berechnungen von Einflussstärken bildeten logistische Regressionen zur Ermittlung der jeweiligen Einflüsse der unabhängigen Variablen (z.B. Alter, Geschlecht und Psoriasis) auf die jeweils abhängige Variable (z.B. jeweilige

HMG). Die logistische Regression wurde automatisiert mit der vorwärts einschließenden Methode durchgeführt. In diesem Verfahren wurde Schritt für Schritt die jeweils nächste signifikante Variable in das Modell integriert, bis keine der noch verbleibenden Variablen das vorher festgelegte Signifikanzniveau von 0,05 erreichte und das Modell somit fertiggestellt wurde.

Datenaufbereitungen und weitere Berechnungen wurden mit *Microsoft Office 2010* durchgeführt. Der web-basierte Fragebogen wurde mit der Softwarelösung *EFS Survey* in der Version 7.0 programmiert, verwaltet und analysiert. Für die Gruppierung der Versicherten wurde der *riskKV Grouper* der Leipziger Versicherungsforen in der Version 3.4 verwendet. Die relevanten Arzneimittel für die Psoriasis wurden mit der Software *InfoNet* der Betriebskrankenkassen (BKK) in dem Modul Arzneimittel im Jahr 2010 abgefragt.

2.3 Expertenpanel

Das vorliegende Forschungsprojekt wurde durch ein unabhängiges Expertenpanel unterstützt, das sich aus Dermatologen, Pädiatern und Patientenvertretern zusammensetzte. Die Aufgabe des Expertenpanels lag in der inhaltlichen Überprüfung der erstellten Fragebögen sowie zur methodischen Unterstützung des Studienverlaufs (weitere Informationen zu den einzelnen Beteiligten befinden sich in der Danksagung).

2.4 Ethik

Die Ethik-Kommission der Universität Duisburg-Essen hat das Studienprotokoll bewertet und der Studie im Juli 2010 ein positives Votum gegeben.

3. Ergebnisse

3.1 Ergebnisse der Sekundärdatenanalyse

In dem vorliegen Kapitel werden die einzelnen Ergebnisse der Sekundärdatenanalyse vorgestellt. Diese untergliedern sich in die folgenden Aspekte: Prävalenzen, ambulante und stationäre Arztkontakte, Medikation und Komorbiditäten. Die Analysen basieren auf den vorhandenen Rohdaten. Die Prävalenzen wurden daraufhin hinsichtlich des Alters und des Geschlechts auf die Gesetzliche Krankenversicherung (siehe Kapitel 2.1.1) adjustiert.

3.1.1 Prävalenzen

Versichertenpopulation mit Psoriasis

In dem analysierten Sekundärdatensatz (Sekundärdatensatz I) konnten insgesamt 138.338 Versicherte mit Psoriasis identifiziert werden, die im Jahre 2007 mindestens eine gesicherte Diagnose im ambulanten Bereich oder kodierte Diagnose im stationären Bereich aufwiesen. Das Durchschnittsalter der Versicherten mit Psoriasis betrug 54,6 Jahre - 55,3% der Versicherten waren weiblichen Geschlechts.
Ferner konnten insgesamt 4.449 Kinder und Jugendliche mit Psoriasis zwischen 0 und 18 Jahren in dem vorliegenden Datensatz identifiziert werden. Das Durchschnittsalter der Versicherten betrug 12,9 Jahre, wobei weibliche Versicherte mit 55,2% stärker vertreten waren als männliche Versicherte. Eine Übersicht über die identifizierten Versicherten mit Psoriasis befindet sich in Tabelle 6.

Tabelle 6: Identifizierte Versicherte mit Psoriasis (L40.x) im Sekundärdatensatz I

	Insgesamt	≤ 18
n	138.338	4.449
Durchschnittsalter	54,6	12,9
Geschlecht (m/w)	44,7%/55,3%	44,8%/55,2%

Quelle: Eigene Berechnung

Betrachtet man die Kinder und Jugendlichen mit Psoriasis (Alter ≤ 18) nach Altersklassen und Geschlecht, so fällt auf, dass mit jeder Altersklasse ein Anstieg der Anzahl der erkrankten Kinder und Jugendlichen zu verzeichnen war. Bezogen auf das Geschlecht der Versicherten waren bis zur Altersklasse von 13 bis 15 mehr männliche Versicherte betroffen, während in der Altersklasse 16 bis 18 ein deutlich höherer Anteil weiblicher Versicherter erkrankt war (Tabelle 7). Die geschlechtsspezifischen Unterschiede waren nicht signifikant ($\chi^2 = 25{,}4$, $p = 0{,}113$).

Tabelle 7: Identifizierte Versicherte nach Alter und Geschlecht

	Weiblich (n)	Anteil (%)	Männlich (n)	Anteil (%)	Gesamt (n)	Gesamt (%)
0 bis 3	89	3,6	87	4,4	176	4,0
4 bis 6	153	6,2	152	7,6	305	6,9
7 bis 9	287	11,7	256	12,8	543	12,2
10 bis 12	404	16,5	339	17,0	743	16,7
13 bis 15	572	23,3	480	24,1	1.052	23,6
16 bis 18	949	38,7	681	34,1	1.630	36,6
Gesamt	2.454	100	1.995	100	4.449	100
Mittelwert	13,1		12,6		12,9	
Median	14,0		14,0		14,0	

SD	4,4	4,5	4,4
Minimum	0	0	0
Maximum	18	18	18

Quelle: Eigene Berechnung

Jahresprävalenzen

Die Anzahl aller identifizierten Versicherten (n = 138.338) entsprach einer alters- und geschlechtsadjustierten Prävalenz von 2,10%. Die Prävalenz unterschied sich bei beiden Geschlechtern signifikant voneinander. Die Grenzen des Konfidenzintervalls liegen aufgrund der Stichprobengröße (auf Basis der Versichertentage) eng am Mittelwert und unterscheiden sich erst ab der dritten Nachkommastelle. (Tabelle 8).

Tabelle 8: Prävalenz aller Versicherten mit Psoriasis im Datensatz (n = 138.338)

	Weiblich	Männlich	Insgesamt
n	77.266	61.072	138.338
Prävalenz (%)	1,91	2,31	2,10
95%-KI	1,91;1,91	2,31;2,31	2,10;2,10

Quelle: Eigene Berechnung

Die alters- und geschlechtsadjustierte Prävalenz der Kinder und Jugendlichen (n = 4.449) lag bei 0,40%. Die Prävalenz war beim weiblichen Geschlecht signifikant höher als beim männlichen Geschlecht (Tabelle 9).

Tabelle 9: Jahresprävalenzen bei Kindern und Jugendlichen mit Psoriasis (n = 4.449)

	Weiblich	Männlich	≤ 18
n	2.454	1.995	4.449

Prävalenz (%)	0,44	0,35	0,40
95%-KI	0,43;0,46	0,33;0,36	0,40;0,40

Quelle: Eigene Berechnung

Betrachtet man die Prävalenz für jedes Altersjahr separat, so stieg die Prävalenz in dem vorliegenden Datensatz nahezu linear von 0,03% bei Neugeborenen bis zu 0,82% bei achtzehnjährigen Versicherten. Die Prävalenz nach dem jeweiligen Alter der Kinder und Jugendlichen ist in Abbildung 3 dargestellt.

Abbildung 3: Prävalenzen nach Alter der identifizierten Versicherten (n = 4.449)

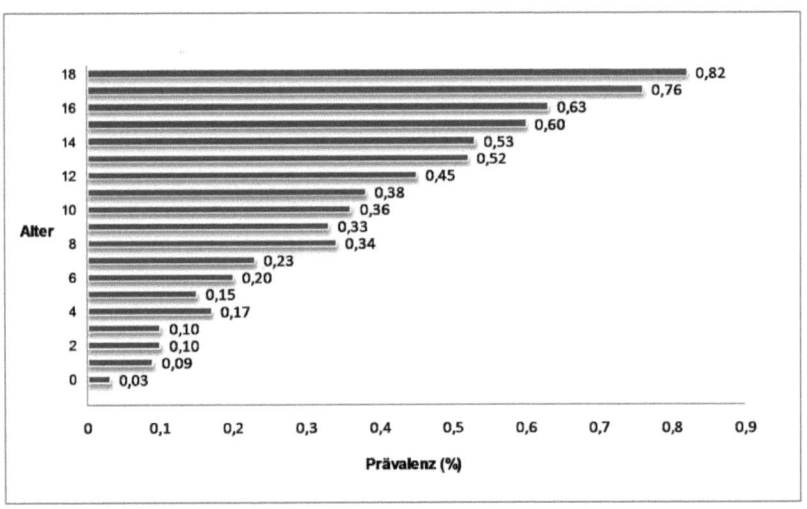

Quelle: Eigene Darstellung

Die Konfidenzintervalle für die Prävalenzen in den jeweiligen Lebensjahren sind in der nachfolgenden Tabelle aufgeführt (Tabelle 10).

Tabelle 10: Prävalenzen und Konfidenzintervalle (n = 4.449)

Alter	Prävalenz	95%-KI
0	0,03	0,03;0,03
1	0,09	0,09;0,09
2	0,10	0,10;0,10
3	0,10	0,10;0,11
4	0,17	0,16;0,17
5	0,15	0,15;0,16
6	0,20	0,19;0,21
7	0,23	0,22;0,24
8	0,34	0,32;0,35
9	0,33	0,31;0,34
10	0,36	0,35;0,38
11	0,38	0,36;0,40
12	0,45	0,43;0,47
13	0,52	0,50;0,54
14	0,53	0,50;0,55
15	0,60	0,57;0,62
16	0,63	0,61;0,66
17	0,76	0,73;0,79
18	0,82	0,79;0,86

Quelle: Eigene Berechnung

Hochrechnung

Eine Hochrechnung anhand der Versichertentage der SA 40 GKV ergab eine approximierte Anzahl von 48.647 Versicherten (= 17.756.010 Versichertentage) mit juveniler Psoriasis (Alter ≤ 18) im Jahre 2007 in der Gesetzlichen Krankenversicherung in Deutschland (Abbildung 4).

Abbildung 4: Hochrechnung der juvenilen Psoriasis auf Basis der Satzart 40 GKV

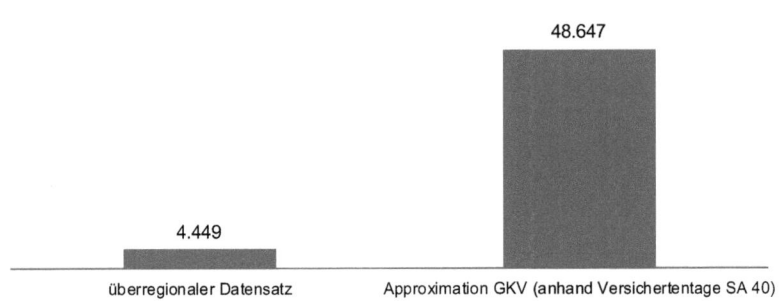

Quelle: Eigene Darstellung

Eine detaillierte Übersicht sowohl über die Alters- und Geschlechtsadjustierung der Prävalenz als auch über die geschlechtsspezifischen Prävalenzen für die einzelnen Altersstufen befindet sich in Anlage 3.

3.1.2 Ambulante und stationäre Arztkontakte

Ambulante Arztkontakte

Insgesamt wurden bei 4.435 Kindern und Jugendlichen mit Psoriasis (99,7%) ambulante Arztkontakte kodiert. Bei der Analyse der ambulanten Arztkontakte wurden lediglich gesicherte Diagnosen betrachtet, die insgesamt 80,2% (Vergleich: Verdachtsdiagnosen = 17,8%) aller Diagnosen bei den Kindern und Jugendlichen mit Psoriasis ausmachten. Die Analyse des vorliegenden Datensatzes ergab, dass die ambulant behandelten Kinder und Jugendlichen durchschnittlich 1,9 (SD 1,4) Arztkontakte wegen Psoriasis im Jahr 2007 aufwiesen. Die Anzahl der Arztkontakte schwankte dabei von einem Arztkontakt bis zu insgesamt 13 Arztkontakten im vorliegenden Datensatz (Tabelle 11).

Tabelle 11: Anzahl der ambulanten Arztkontakte (n = 4.435)

	Gesamt
N	4.435
Mittelwert	1,9
Median	1,0
SD	1,4
Minimum	1
Maximum	13

Quelle: Eigene Berechnung

Eine Analyse der ICD-10-GM für die Psoriasis im ambulanten Bereich zeigte, dass die Psoriasis vulgaris (L40.0) mit 46,3% der Diagnosen die häufigste kodierte Form der Psoriasis war. Als zweit- und dritthäufigste Formen wurden die Psoriasis, nicht näher bezeichnet (L40.9) mit 38,4% und die Sonstige Psoriasis (L40.8) mit 8,8% kodiert (Tabelle 12).

Tabelle 12: Ambulante Kodierungen der Psoriasis

ICD	Bezeichnung	n	Anteil
L40.0	Psoriasis vulgaris	3725	46,3
L40.1	Generalisierte Psoriasis pustulosa	112	1,4
L40.2	Akrodermatitis continua suppurativa [Hallopeau]	9	0,1
L40.3	Psoriasis pustulosa palmoplantaris	88	1,1
L40.4	Psoriasis guttata	117	1,5
L40.5	Psoriasis-Arthropathie	203	2,5

L40.8	Sonstige Psoriasis	710	8,8
L40.9	Psoriasis, nicht näher bezeichnet	3.089	38,4
Gesamt		8.053	100,0

Quelle: Eigene Berechnung

Betrachtet man die Anzahl der Arztkontakte nach Quartalen, so lässt sich erkennen, dass die meisten Diagnosen im ersten Quartal (26,1%) und die wenigsten Diagnosen im dritten Quartal (22,7%) kodiert wurden (Abbildung 5).

Abbildung 5: Ambulante L40.x Diagnosen nach Quartalen

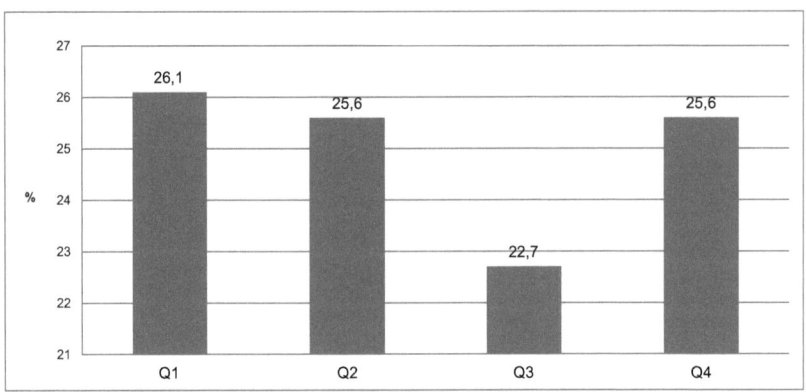

Quelle: Eigene Darstellung

Stationäre Arztkontakte

Die Auswertung der stationären Arztkontakte ergab, dass lediglich 1,8% (n = 79) aller identifizierten Kinder und Jugendlichen mit Psoriasis eine Krankenhauseinweisung aufwiesen. Bei den Kindern und Jugendlichen mit Krankenhauseinweisung konnten im Durchschnitt 1,1 (SD 0,5) Krankenhausaufenthalte festgestellt werden (Tabelle 13).

Tabelle 13: Anzahl der stationären Aufenthalte (n = 79)

	Gesamt
n	79
Mittelwert	1,1
Median	1,0
SD	0,5
Minimum	1
Maximum	4

Quelle: Eigene Berechnung

Hinsichtlich der klinischen Formen der Psoriasis (nach ICD-10-GM) zeigten sich die folgenden Ausprägungen: Die Psoriasis vulgaris (L40.0) wurde in 39,8% aller stationären Fälle kodiert, gefolgt von der Psoriasis-Arthropathie (L40.5) mit 29,3% und der Psoriasis, nicht näher bezeichnet (L40.9) mit 9,8% (Abbildung 6).

Abbildung 6: Aufteilung der stationären L40.x Diagnosen

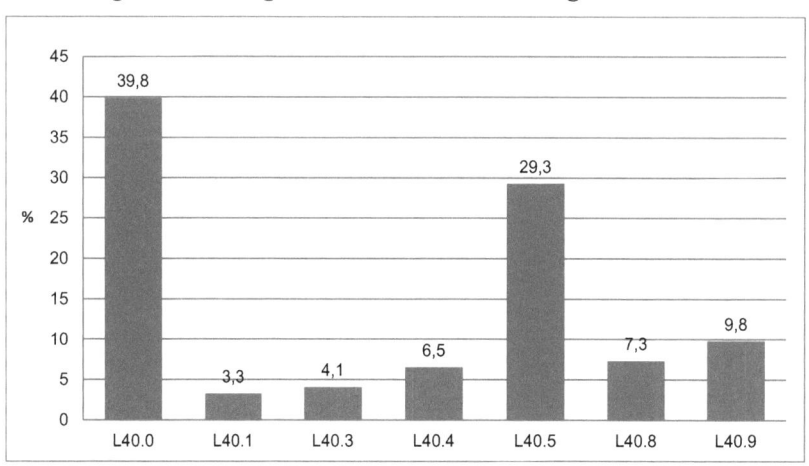

Quelle: Eigene Darstellung

3.1.3 Medikation

Anzahl der Verschreibungen und Packungen pro Versicherten

Bei insgesamt 2.141 Kindern und Jugendlichen mit Psoriasis (48,1%) wurde mindestens eines der für Psoriasis zugelassenen Arzneimittel identifiziert. Dabei handelte es sich insgesamt um 5.002 Verschreibungen mit 5.168 Packungen. Die identifizierten Medikamente bestanden aus 593 unterschiedlichen PZN, die wiederum in 55 unterschiedliche ATC-Gruppen eingeteilt werden konnten. Im Durchschnitt bekamen die Kinder und Jugendlichen mit Arzneimittelverschreibungen ca. 2,4 (SD 3,9) Packungen im Jahr 2007 verordnet. Die Ergebnisse befinden sich in Tabelle 14.

Tabelle 14: Anzahl der Patienten mit verschriebenen Packungen (n = 2.141)

	Verschreibungen
N	2.141
Mittelwert	2,4
Median	1,0
SD	3,9
Minimum	1
Maximum	117

Quelle: Eigene Berechnung

Verschriebene Packungen nach ATC-Klassifikation

Die Anzahl der verschriebenen Packungen auf der dreistelligen ATC-Ebene ließ erkennen, dass 72,7% der Packungen Corticosteroide (D07) waren. Als zweitgrößte Gruppe folgten Antipsoriatika (D05) mit 20,0% gefolgt von Emollientia und Hautschutzmittel (D02) mit 4,0%. Die Wirkstoffgruppe der Immunsuppressiva (L04) wurde bei 3,3% der verschriebenen Packungen identifiziert (Abbildung 7).

Abbildung 7: Medikation auf 3-stelliger ATC-Ebene (n = 5.168)

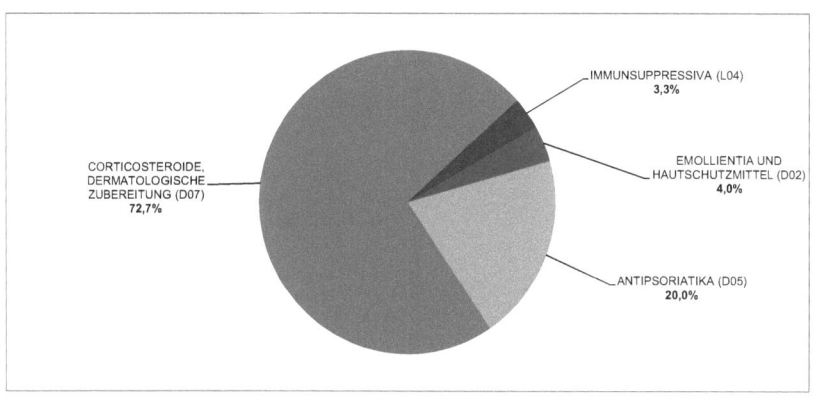

Quelle: Eigene Darstellung

Auf der vierstelligen ATC-Ebene konnten die Wirkstoffe differenzierter betrachtet werden. Bei mehr als der Hälfte der Fälle (61,4%) wurden Corticosteroide in reiner Form (D07A) verschrieben. Die Antipsoriatika zur topischen Anwendung (D05A) machten mit 18,9% aller verschriebenen Packungen die zweitgrößte Gruppe aus (Abbildung 8).

Abbildung 8: Medikation auf 4-stelliger ATC-Ebene (n = 5.168)

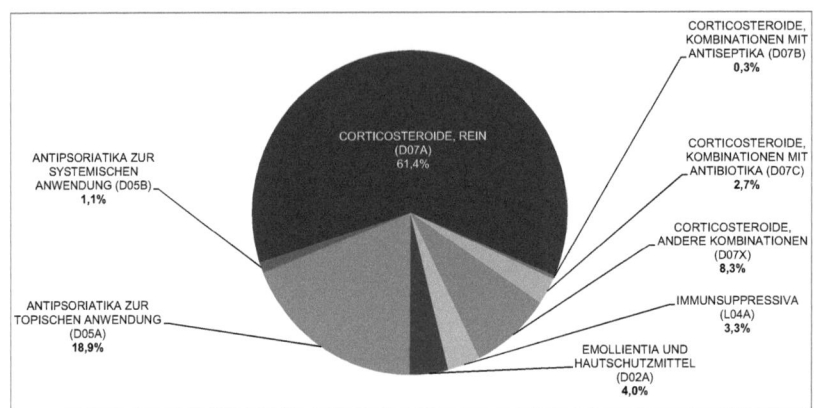

Quelle: Eigene Darstellung

Die Analyse der Antipsoriatika (ausgenommen Corticosteroide) auf der 7-stelligen ATC-Ebene zeigte, dass die D3-Analoga Calcipotriol (D05AX02), Calcipotriol, Kombinationen (D05AX52) und Calcitriol (D05AX03) mit 48,2% sowie Tacalcitol (D05AX04) mit 12,1% zu den häufigsten Wirkstoffen gehörten, die zur Medikation der juvenilen Psoriasis verschrieben wurden. Es folgten insbesondere Harnstoff (D02AE01) und Harnstoff Kombinationen (D02AE51) mit 7,3% sowie Salicylsäure (D02AF01) mit 7,2%. In der Wirkstoffgruppe der Biologicals wurde Etanercept (L04AB01) mit einem Anteil von 2,3% am häufigsten verschrieben (Abbildung 9).

Abbildung 9: Medikation (ohne Corticosteroide) auf 7-stelliger ATC-Ebene (n = 1.410)

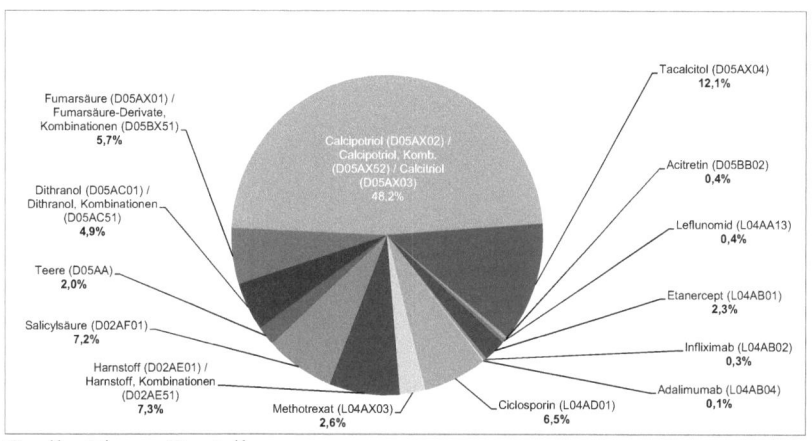

Quelle: Eigene Darstellung

Die Analyse auf der 7-stelligen ATC-Ebene (nur Corticosteroide) zeigte weiter, dass 55,6% der Kinder und Jugendlichen mit stark wirksamen Corticosteroiden - Gruppe III (D07AC) behandelt wurden. Die zweitgrößte Gruppe bildeten mittelstark wirksame Corticosteroide - Gruppe II (D07AB) mit 12,2%. Mit einem Anteil von 9,3% folgten stark wirksame Corticosteroide mit anderen Kombinationen (D07XC) und sehr stark wirksame Corticosteroide - Gruppe IV (D07AD) mit 8,7%. Die schwach wirksamen Corticosteroide - Gruppe I (D07AA) wurden mit einem Anteil von 7,6% identifiziert. Weitere Corticosteroide in unterschiedlicher Stärke sowie in unterschiedlichen Kombinationen mit anderen Wirkstoffen (Antiseptika und Antibiotika) befinden sich in Abbildung 10.

Abbildung 10: Medikation (Corticosteroide) auf 7-stelliger ATC-Ebene (n = 3.758)

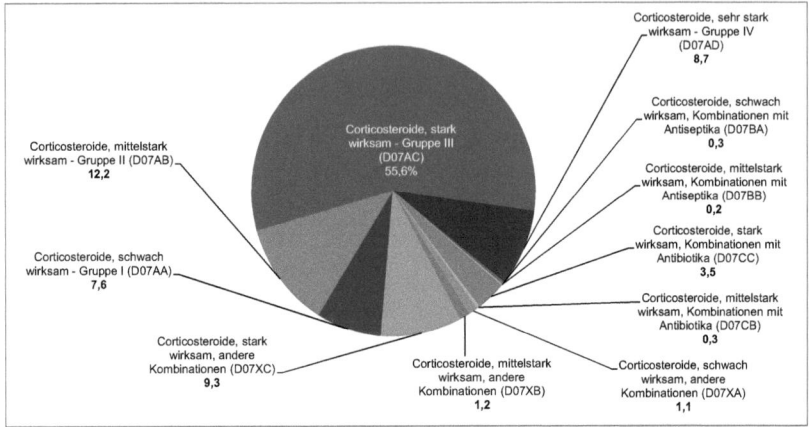

Quelle: Eigene Darstellung

Eine detaillierte Aufteilung und Übersicht über die verordneten Antipsoriatika und Corticosteroide befindet sich in der Anlage 4.

Darreichungsform der Medikamente

Die Analyse der Darreichungsform der Medikamente zeigte insgesamt, dass 96,3% der verschriebenen Medikamente eine topische Darreichungsform aufwiesen. Die einzelnen Darreichungsformen der verschriebenen Arzneimittel sind in der nachfolgenden Abbildung 11 dargestellt.

Abbildung 11: Darreichungsform der verschriebenen Medikamente (n = 5.168)

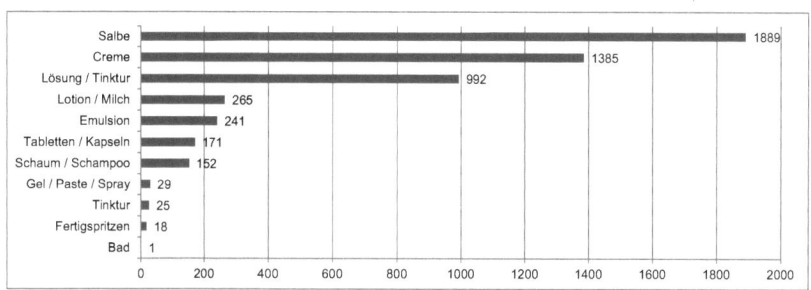

Quelle: Eigene Darstellung

Kosten pro Medikament und Versicherten

Die Stückkosten auf Basis der Apothekenverkaufspreise für die verschiedenen Arzneimittel (n = 593 PZN) schwankten zwischen 5,11 Euro (Hydrocortison) und 5.271,94 Euro (Enbrel). Der Mittelwert für die Kosten der Medikamente betrug 85,57 Euro. Die Standardabweichung betrug aufgrund von Ausreißern in Form von Biologicals insgesamt 432,33 Euro (Tabelle 15).

Tabelle 15: Kosten pro Medikament in Euro anhand PZN in 2007 (n = 593)

	Kosten (€)
N	593
Mittelwert	85,57
SD	432,33
Minimum	5,11
Maximum	5.271,94

Quelle: Eigene Berechnung

Die Gesamtkosten (Apothekenverkaufspreis mal Anzahl Packungen) für die

Patienten (n = 2.141), die eine entsprechende Verschreibung für Psoriasis im Jahre 2007 erhalten haben, beliefen sich im Durchschnitt auf 122,87 (SD 974,20) Euro. So schwankten die Kosten für die Medikamente zwischen 5,11 Euro (1 Packung Hydrocortison) und 28.182,27 Euro (5 Packungen Enbrel) (Tabelle 16).

Tabelle 16: Kosten für Medikamente (Preis x Packung) pro Versicherten in 2007 (n = 2.141)

	Kosten (€)
N	2.141
Mittelwert	122,87
SD	974,20
Minimum	5,11
Maximum	28.182,27

Quelle: Eigene Berechnung

Eine Liste mit den 20 häufigsten PZN, die im Datensatz für Kinder und Jugendliche mit Psoriasis verschrieben wurden, befindet sich in der Anlage 5.

3.1.4 Komorbiditäten

Anzahl Komorbiditäten in Form von HMG

Die Analyse der Sekundärdaten der Gesetzlichen Krankenversicherung zeigte, dass die Kinder und Jugendlichen im Datensatz unterschiedliche Komorbiditäten in Form von HMG (siehe Kapitel 2.1.1) aufwiesen. Bei den Kindern und Jugendlichen mit Psoriasis (Pso), wurde durch die Gruppierung bei insgesamt 1.930 der Versicherten (43,4%) mindestens eine HMG ausgewiesen. Bei der Kontrollgruppe, die aus Kindern und Jugendlichen (Alter ≤ 18) ohne Psoriasis (1-Pso) bestand, wurde bei 523.195 der

Versicherten (43,2%) mindestens eine HMG identifiziert. Die Kinder und Jugendlichen mit Psoriasis hatten durchschnittlich 0,22 (SD 0,54) Komorbiditäten. Die Kontrollgruppe wies dagegen durchschnittlich 0,14 (SD 0,44) Komorbiditäten auf (Tabelle 17). Die unabhängige Variable (Psoriasis) hat dabei alters- und geschlechtsadjustiert einen signifikanten Einfluss auf die abhängige Variable (Anzahl der HMG) (p = 0,000).

Tabelle 17: HMG-Anzahl der Psoriasis-Erkrankten und der Kontrollgruppe

	Psoriasis (Pso)	Kontrollgruppe (1-Pso)
n	1.930	523.195
Mittelwert	0,22	0,14
Median	0,00	0,04
SD	0,54	0,44
Minimum	0	0
Maximum	4	13

Quelle: Eigene Berechnung

RSA-relevante Krankheitslast

Da die einzelnen HMG im Vergleich zueinander Unterschiede hinsichtlich ihrer Kostenintensität oder des Schweregrades aufweisen (siehe Definition in Kapitel 2.1.1), wurde die RSA-relevante Krankheitslast ebenfalls berechnet. Bei den Kindern und Jugendlichen mit Psoriasis (Pso) konnte anhand des RSA-Faktors die durchschnittliche Krankheitslast im Vergleich zur Kontrollgruppe (1-Pso) ermittelt werden. Das Ergebnis war, dass die Gruppe der Kinder und Jugendlichen mit Psoriasis (alters- und geschlechtsadjustiert) einen signifikant höheren Wert (RSA-Faktor von 0,51) als die Kontrollgruppe (RSA-Faktor von 0,46) aufwies (p = 0,000) (Tabelle 18).

Tabelle 18: RSA-relevante Krankheitslast der Psoriasis-Erkrankten und der Kontrollgruppe

	Psoriasis (Pso)	Kontrollgruppe (1-Pso)
n	1.930	523.195
Mittelwert	0,51	0,46
Median	0,38	0,38
SD	0,69	0,48
Minimum	0,26	0,26
Maximum	24,71	32,17

Quelle: Eigene Berechnung

Übersicht über Komorbiditäten

In Tabelle 19 befindet sich eine Übersicht über die Komorbiditäten in Form der HMG, die sich signifikant von der alters- und geschlechtsadjustierten Kontrollgruppe unterschieden. Ausschlaggebend für die Aufnahme in die Liste war zum einen die Identifikation bei mindestens fünf der Kinder und Jugendlichen mit Psoriasis und zum anderen das Einhalten des Signifikanzniveaus von 0,05 (siehe Kapitel 2.1.1).

Tabelle 19: Übersicht der Komorbiditäten der Kinder und Jugendlichen (n = 1.930)

HMG	Bezeichnung	p-Wert
HMG023	Andere schwerwiegende endokrine und Stoffwechselerkrankungen	0,029
HMG038	Rheumatoide Arthritis und entzündliche Bindegewebserkrankungen	0,000
HMG05	Wahn, Psychosen, psychotische und dissoziative	0,00

6	Störungen	0
HMG05	Depressive Episoden (nicht näher bezeichnet)	0,00
7		2
HMG08	Erworbene Erkrankungen der Herzklappen und	0,04
6	rheumatische Herzerkrankungen	1
HMG08	Andere angeborene Herzfehler	0,00
8		3
HMG09	Hypertonie	0,01
1		0

Quelle: Eigene Berechnung

In der nachfolgenden Abbildung 12 ist die relative Anzahl der Komorbiditäten bei Kindern und Jugendlichen mit Psoriasis (Pso) im Vergleich zur relativen Anzahl der Komorbiditäten bei der entsprechenden Kontrollgruppe (1-Pso) abgebildet.

Abbildung 12: Vergleich der Komorbiditäten bei der juvenilen Psoriasis

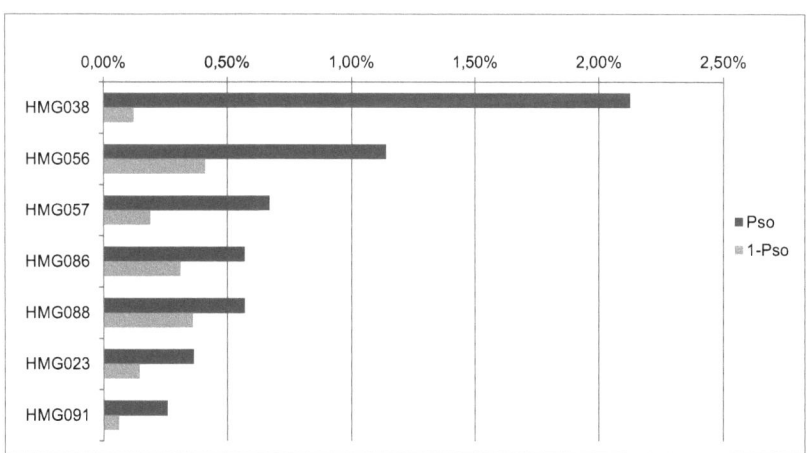

Quelle: Eigene Darstellung

Die Komorbidität „Rheumatoide Arthritis und entzündliche Bindegewebserkrankung" (HMG038) wurde bei Kindern und Jugendlichen mit Psoriasis (2,12%) deutlich öfter identifiziert als bei Kindern und Jugendlichen ohne Psoriasis (0,12%). Darüber hinaus ist zu erkennen, dass psychische Erkrankungen wie „Wahn, Psychosen, psychotische und dissoziative Störungen" (HMG056) und „Depressive Episoden (nicht näher bezeichnet)" (HMG057) bei den Kindern und Jugendlichen mit Psoriasis ebenfalls häufiger aufgetreten sind (1,14% bzw. 0,67%) als in der Kontrollgruppe (0,41% bzw. 0,19%). Als weitere Komorbidität wurden „Erworbene Erkrankungen der Herzklappen und rheumatische Herzerkrankungen" (HMG086) bei Kindern und Jugendlichen mit Psoriasis (0,57%) häufiger festgestellt als in der Kontrollgruppe (0,31%). Die Komorbidität „andere angeborene Herzfehler" (HMG088) war bei Kinder und Jugendlichen mit Psoriasis (0,57%) ebenfalls höher als in der Kontrollgruppe (0,36%). Dies galt ebenso für die Komorbidität „Andere schwerwiegende endokrine und Stoffwechselerkrankungen" (HMG023), die im Vergleich zur Kontrollgruppe (0,15%) bei Kindern und Jugendlichen mit Psoriasis (0,36%) häufiger vorkam. Als weitere Komorbidität ist die „Hypertonie" (HMG091) zu nennen, die bei Kindern und Jugendlichen mit Psoriasis (0,26%) ebenfalls signifikant häufiger identifiziert wurde als in der Kontrollgruppe (0,06%).

Zusammenfassend wiesen die Kinder und Jugendlichen mit Psoriasis zahlreiche Komorbiditäten auf, die insbesondere in den folgenden Bereichen vorzufinden waren: rheumatische Erkrankungen (HMG038), kardiovaskuläre Erkrankungen (HMG086, HMG088), Stoffwechselerkrankungen (HMG023) als auch psychischen Erkrankungen (HMG056, HMG057).

3.2 Ergebnisse der Primärdatenanalyse - Ärzte
3.2.1 Ärzte und Patientenkollektiv

Rücklauf der Fragebögen

Es wurden 6.951 Fragebögen (Anzahl bezieht sich auf die Fragebögen B) an insgesamt 2.317 Ärzte versendet, wobei 15 Fragebögen aufgrund von falschen Adressen nicht zugestellt werden konnten. Bei 6.664 Fragebögen (95,9%) erfolgte keine Rückmeldung seitens der Adressaten. Insgesamt wurden 272 ausgefüllte Fragebögen an den Lehrstuhl für Medizinmanagement zurückgesendet. Davon wiesen 12 eine unzureichende Datenqualität auf und 62 beinhalteten fälschlicherweise Patienten aus dem Dokumentationszeitraum 2010 statt 2009. Bei den Fragebögen mit unzureichender Datenqualität wurden die Ärzte telefonisch kontaktiert und Korrekturen vorgenommen, woraufhin alle 12 Fragebögen in die Analyse eingeschlossen werden konnten. Insgesamt 62 Fragebögen wurden an die Ärzte zurückgesendet mit der Bitte des Einschlusses eines jeweils anderen Patienten aus dem Dokumentationszeitraum 2009. Als Ergebnis dieser Nachfassaktion konnten 34 der 62 Fragebögen in die Studie eingeschlossen werden. Nach den beschriebenen Bereinigungsschritten konnten 244 Fragebögen von insgesamt 105 teilnehmenden Ärzten in der nachfolgenden Analyse berücksichtigt werden. Die detaillierte Vorgehensweise ist in Abbildung 13 veranschaulicht.

Abbildung 13: Rücklauf der Fragebögen mit Korrekturen und Nacherfassungen

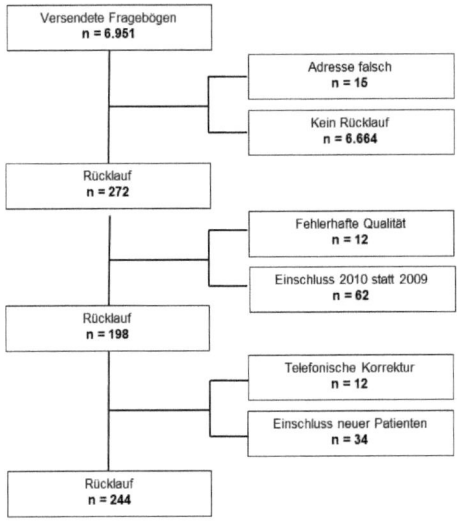

Quelle: Eigene Darstellung

Die Höhe des Datenrücklaufs und die Responsrate nach Facharztgruppen können aus der folgenden Tabelle 20 entnommen werden. Die angestrebte Rücklaufquote lag bei 5-10%. Während die Responsrate bei den Dermatologen innerhalb der Erwartung lag, blieb die Responsrate bei den Pädiatern deutlich unter dem zuvor festgelegten Ziel.

Tabelle 20: Datenrücklauf und Responsrate

	Datenrücklauf Ärzte (Fragebögen B)	Responsrate Ärzte (Fragebögen B)
	n	%
Pädiater	29 (57)	1,9 (1,2)
Dermatologen	76 (187)	9,7 (8,0)

| Gesamt | 105 (244) | 4,5 (3,5) |

Quelle: Eigene Berechnung

Regionale Aufteilung des Rücklaufs

Die regionale Aufteilung der angeschriebenen und teilgenommenen Ärzte ist in Abbildung 14 veranschaulicht. Die Anzahl der Ärzte ist den 9 Postleitzonen in Deutschland zugeordnet.

Abbildung 14: Angeschriebene (n = 2.317) und teilgenommene Ärzte (n = 105) - Postleitzonen

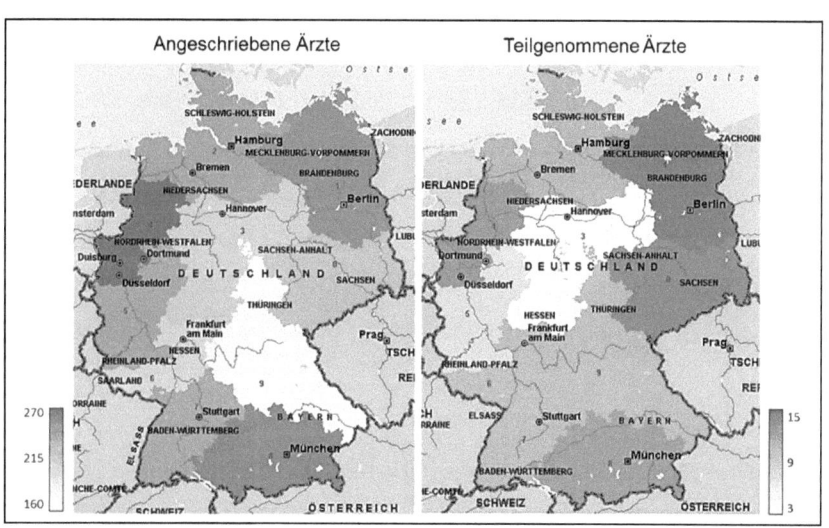

Quelle: Eigene Darstellung

Angaben zu Ärzten und Praxen

Unter den teilgenommenen 105 Ärzten waren 76 Dermatologen (72,4%) und 29 Pädiater (27,6%) (Tabelle 21). Die durchschnittliche Anzahl der Ärzte pro Praxis lag bei 3,2 (Median 1,0). Bezogen auf die Ortsgröße waren die meisten Arztpraxen bzw. Kliniken in Städten mit > 300.000 Einwohner (Modus) ansässig, wobei der Median bei 50.000 bis < 100.000 Einwohnern lag.

Tabelle 21: Teilgenommene Ärzte nach Facharztgruppen (n = 105)

	n	Anteil (%)
Dermatologen	76	72,4
Pädiater	29	27,6
Gesamt	105	100

Quelle: Eigene Berechnung

Angaben zum Patientenkollektiv

In Summe haben die befragten Ärzte 1.507 Kinder und Jugendliche (Alter ≤ 18) mit Psoriasis im Jahr 2009 behandelt. Etwa 52,5% der Patienten waren weiblich. Die durchschnittliche Anzahl der behandelnden Kinder und Jugendlichen mit Psoriasis betrug durchschnittlich 14,4 (SD 16,8) pro behandelnden Arzt. Die durchschnittliche Anzahl der behandelten Kinder und Jugendlichen bei Dermatologen war mit 17,7 (SD 17,8) deutlich höher als bei den Pädiatern mit 5,6 (SD 9,1). Dabei schwankte die Anzahl der behandelten Kinder und Jugendlichen zwischen 1 und 80 pro Praxis bzw. Klinik (Tabelle 22).

Tabelle 22: Anzahl behandelter Patienten nach Dermatologen (n = 76) und Pädiatern (n = 29)

	Dermatologe (n = 76)	Pädiater (n = 29)	Gesamt (n = 105)
Mittelwert	17,7	5,6	14,4
Median	10,5	3,0	10,0
SD	17,8	9,1	16,8
Minimum	1	1	1

Maximum	80	46	80

Quelle: Eigene Berechnung

Schweregrad der Erkrankung

Die behandelnden Ärzte haben verschiedene Möglichkeiten den Schweregrad der juvenilen Psoriasis zu bestimmen. In der folgenden Tabelle 23 sind die Anteile der genannten Ermittlungsmethoden aufgeführt (Mehrfachnennungen waren möglich). Fast alle der befragten Ärzte nutzten einen persönlichen ärztlichen Befund (95,5%) zur Diagnostik. Die am häufigsten angewandten Erhebungsmethoden waren der PASI-Index mit 75,0% und die Bestimmung der betroffenen Körperfläche (KOF/BSA) mit 40,6%.

Tabelle 23: Bestimmung des Schweregrades durch die Ärzte (n = 105)

Ermittlungsmethode		Anteil (%)
Persönlicher Befund		95,5
PASI	Psoriasis Area and Severity Index	75,0
KOF/BSA	Betroffene Körperoberfläche/Body Surface	40,6
Napsi	Nail Psoriasis Severity Index	17,4
CDLQI	Children Dermatology Life Quality Index	13,4
PGA of Psoriasis	Physician Global Assessment of Psoriasis	7,5
Andere	Konsultation Dermatologe, subjektive Beschwerden, Armdehnung	4,8

Quelle: Eigene Berechnung

Der angegebene Schweregrad des Patientenkollektives (gewichtet nach der Anzahl der behandelten Patienten) war durch die Ärzte wie folgt angegeben:

53,6% der Ärzte schätzen eine leichte Verlaufsform, 31,3% eine mittlere Verlaufsform und 15,0% eine schwere Verlaufsform bei den Kindern und Jugendlichen mit Psoriasis ein (Tabelle 24).

Tabelle 24: Einschätzung des Schweregrades des Patientenkollektivs (in %)

	Leicht	Mittel	Schwer
Mittelwert	53,6	31,3	15,0
Median	60,0	30,0	10,0
SD	26,6	18,7	18,8
Minimum	0	0	0
Maximum	100	100	100

Quelle: Eigene Berechnung

Behandlungsansätze

Auf die Frage nach der Art der Behandlung der juvenilen Psoriasis gaben 81,2% der Ärzte (gewichtet nach der Anzahl der behandelten Patienten) an, die juvenile Psoriasis topisch zu behandeln. Ferner wurden 13,1% der Kinder und Jugendlichen physikalisch (UV-Therapie) behandelt. Die systemische Therapie fand bei 7,7% der Kinder und Jugendlichen Anwendung. Bezogen auf die prozentuale Aufteilung ist hierbei zu beachten, dass Mehrfachnennungen möglich waren (Tabelle 25).

Tabelle 25: Einschätzung der Behandlungsansätze (in %)

	Topisch	Physikalisch	Systemisch
Mittelwert	81,2	13,1	7,7
Median	85,0	10,0	5,0
SD	18,8	14,9	13,2

Quelle: Eigene Berechnung

Einschätzung der Patientensituation

Die Einschätzung der Patientensituation aus Sicht des Arztes zeigte, dass die gesellschaftlichen Probleme bzw. das Risiko der Stigmatisierung von den Ärzten als insgesamt hoch (Median = ziemlich) angesehen wurde. Die topischen und systemischen Therapiemöglichkeiten als auch Therapiealternativen wurden als mittelmäßig (Median = mittelmäßig) bewertet. Eine ausreichende psychische Stütze (z.B. durch Selbsthilfegruppen) als auch der Fortschritt in der Behandlung in den letzten Jahren wurden als gering (Median = etwas) eingestuft. Eine Übersicht über die Ergebnisse zur Einschätzung der Patientensituation befinden sich in Tabelle 26.

Tabelle 26: Einschätzung der allgemeinen Patientensituation (n = 105)

(1 = gar nicht, 2 = etwas, 3 = mittelmäßig, 4 = ziemlich, 5 = sehr)	MW ± SD	Median	ziemlich/ sehr (%)
gesellschaftliche Probleme/Risiko zur Stigmatisierung	3,7 ± 1,0	4,0	59,1
zufriedenstellende topische Therapiemöglichkeiten	3,2 ± 3,0	3,0	41,0
zufriedenstellende Therapiealternativen	3,0 ± 1,0	3,0	29,6
zufriedenstellende systemische Therapiemöglichkeiten	2,7 ± 0,9	3,0	14,3
genügend Informationen/Aufklärung	2,6 ± 0,9	3,0	14,3
genügend Forschung/wissenschaftliche	2,5 ±	2,0	14,3

Schriften	1,0		
ausreichend psychische Stütze (z.B. Selbsthilfegruppen)	2,2 ± 1,1	2,0	14,3
in den letzten Jahren Fortschritte in der Behandlung	2,4 ± 0,8	2,0	6,7

Quelle: Eigene Berechnung

3.2.2 Angaben zum individuellen Patienten

3.2.2.1 Soziodemographie und Anamnese

Alter und Geschlecht

Die Anzahl der durch die Ärztebefragung eingeschlossenen Patienten beläuft sich auf 244 Kinder und Jugendliche mit Psoriasis. Von den eingeschlossenen Patienten waren 125 weiblich (48,8%). Das Durchschnittsalter betrug 12,9 (SD 3,8). In der Altersklasse 0 bis 3 befanden sich 1,6% der Patienten während in der Altersklasse 16 bis 18 insgesamt 33,6% der Patienten vorzufinden waren. Eine detaillierte Aufstellung der eingeschlossenen Patienten nach Altersklassen und Geschlecht befindet sich in Tabelle 27. Der geschlechtsspezifische Unterschied zwischen den Altersklassen war nicht signifikant (χ^2 = 15,1, p = 0,516).

Tabelle 27: Alter der eingeschlossenen Patienten nach Geschlecht (n = 244)

	Weiblich (n)	Anteil (%)	Männlich (n)	Anteil (%)	Gesamt (n)	Gesamt (%)
0 bis 3	2	1,6	2	1,7	4	1,6
4 bis 6	5	4,0	8	6,7	13	5,3
7 bis 9	20	16,0	11	9,2	31	12,7

10 bis 12	29	23,2	29	24,4	58	23,8
13 bis 15	31	24,8	25	21,0	56	23,0
16 bis 18	38	30,4	44	37,0	82	33,6
Gesamt	125	100	119	100	244	100
Mittelwert	12,8		13,0		12,9	
Median	13,0		13,0		13,0	
SD	3,7		3,9		3,8	
Minimum	1		1		1	
Maximum	18		18		18	

Quelle: Eigene Berechnung

Weitere soziodemografische Angaben

Die meisten der durch die Ärzte eingeschlossenen Patienten waren Schüler (80,7%), Auszubildende (10,7%) oder Kindergartenkinder (6,1%). In Bezug auf die Art der Krankenversicherung waren 88,2% der Patienten gesetzlich und 11,8% privat versichert. Die meisten der eingeschlossenen Patienten wohnten im Nord-Osten Deutschlands im Postleitzonengebiet 0 mit 16,0% und im Postleitzonengebiet 1 mit 14,3%. Die niedrigste Beteiligung kam aus dem Postleitzonengebiet 5 mit 5,3% und aus dem Postleitzonengebiet 3 mit 3,7%.

Behandlungsort und Arztkontakte

Ein Großteil der Patienten wurde beim Dermatologen (76,6%) behandelt, während etwa ein Viertel (23,4%) der eingeschlossenen Kinder und Jugendlichen beim Pädiater in Behandlung war. Bei 66,4% der Kinder und Jugendlichen erfolgte die Erstdiagnose der Psoriasis in der Praxis der befragten Ärzte. Die durchschnittliche Anzahl der Arztkontakte wurde mit 2,4 (SD 2,1) pro Quartal angegeben.

In 66,0% der Fälle kam ein direkter Arztkontakt zustande, während in den übrigen Fällen eine Überweisung stattfand. Bei den befragten Dermatologen wurden die meisten Kinder und Jugendlichen zum jeweils gleichen Anteil durch Allgemeinmediziner/Hausärzte (40,7%) und Pädiater (40,7%) überwiesen. Weitere Überweisungen durch andere Dermatologen fanden in 18,6% der Fälle statt. (Aufgrund der geringen Fallzahl (< 9 Überweisungen) wurde das Überweisungsverhalten bei Pädiatern nicht dargestellt).

Erkrankungsbeginn und Dauer bis zur Erstdiagnose

Die juvenile Psoriasis trat im Durchschnitt im Alter von 8,7 (SD 4,1) Jahren zum ersten Mal auf. Beim weiblichen Geschlecht trat diese im Durchschnitt um 0,5 Jahre früher als beim männlichen Geschlecht auf. Die Differenz zwischen den Geschlechtern war allerdings nicht signifikant ($\chi^2 = 12{,}7$, p = 0,751). Am häufigsten trat der Erkrankungsbeginn bei Kinder und Jugendlichen in der Altersklasse zwischen 10 bis 12 auf (Tabelle 28). Ein signifikanter Zusammenhang zwischen den Altersklassen und dem Erkrankungsbeginn konnte ebenfalls nicht festgestellt werden.

Tabelle 28: Erkrankungsbeginn der eingeschlossenen Patienten (n = 244)

	Weiblich (n)	Gesamt (%)	Männlich (n)	Gesamt (%)	Gesamt (n)	Gesamt (%)
0 bis 3	17	13,6	17	14,3	34	13,9
4 bis 6	21	16,8	13	10,9	34	13,9
7 bis 9	31	24,8	22	18,5	53	21,7
10 bis 12	30	24,0	39	32,8	69	28,3
13 bis 15	18	14,4	18	15,1	36	14,8
16 bis 18	2	1,6	3	2,5	5	2,0
Fehlend	6	4,8	7	5,9	13	5,3
Gesamt	125	100	119	100	244	100

Mittelwert	8,4	8,9	8,7
Median	8,0	10,0	9,0
SD	3,9	4,3	4,1
Minimum	1	0	0
Maximum	16	17	17

Quelle: Eigene Berechnung

Zwischen dem Erkrankungsbeginn und der Erstdiagnose lagen bei den Kindern und Jugendlichen mit Psoriasis im Durchschnitt 0,7 Jahre (SD 1,9). Die Spannweite betrug beim weiblichen Geschlecht 12 Jahre und beim männlichen Geschlecht 15 Jahre (Tabelle 29). Der Unterschied zwischen den Geschlechtern war nicht signifikant (χ^2 = 9,2, p = 0,608).

Tabelle 29: Dauer zwischen Erkrankungsbeginn und Erstdiagnose

	Weiblich	Männlich	Gesamt
n	118	110	228
Mittelwert	0,7	0,7	0,7
SD	1,8	2,0	1,9
Spannweite	12,0	15,0	15,0

Quelle: Eigene Berechnung

Familienanamnese und Triggerfaktoren

Bei insgesamt 52,9% der Kinder und Jugendlichen mit Psoriasis lag eine positive Familienanamnese vor. Bei 39,8% der erkrankten Kinder und Jugendlichen trat die Psoriasis ebenfalls bei den Eltern auf. In 10,6% der Fälle war nach Angaben der Ärzte eine Psoriasis bei sonstigen Familienmitgliedern (davon 69,2% bei Großeltern) und in 8,6% der Fälle bei Geschwistern vorhanden (Tabelle 30). Der Unterschied zwischen den Geschlechtern war nicht signifikant ($\chi^2 = 7,4$, p = 0,114).

Tabelle 30: Psoriasis in der Familie (n = 244)

	n	Anteil (%)
Eltern	97	39,8
Keine	93	38,1
Sonstige	26	10,7
Unbekannt	22	9,0
Geschwister	21	8,6

Quelle: Eigene Berechnung

Insgesamt gaben die Ärzte bei 5,4% der Kinder und Jugendlichen einen Raucherstatus und bei 3,8% einen Alkoholkonsum an (Abbildung 15).

Abbildung 15: Raucherstatus (n = 242) und Alkoholkonsum (n = 239)

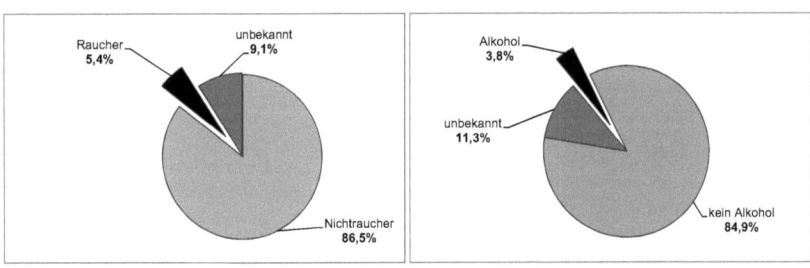

Quelle: Eigene Darstellung

Der Unterschied zwischen den Geschlechtern für den Raucherstatus ($\chi^2 = 5,0$, p = 0,080) war nicht signifikant. Bei dem Alkoholkonsum waren es signifikant mehr männliche (5,2%) als weibliche Patienten (2,4%) ($\chi^2 = 7,5$, p = 0,024).

3.2.2.2 Krankheitsbild der Psoriasis

Diagnostizierte Formen

Zu den am häufigsten von den einschließenden Ärzten diagnostizierten Formen der juvenilen Psoriasis zählten die Psoriasis vulgaris bzw. Plaque Psoriasis mit 69,3%, die Psoriasis capitis mit 38,1% und die Psoriasis guttata mit 14,3%. Eine Auflistung der Erscheinungsformen befindet sich in der Tabelle 31.

Tabelle 31: Diagnostizierte Formen der juvenilen Psoriasis (n = 244)

	n	Anteil (%)
Psoriasis vulgaris/Plaque Psoriasis	169	69,3
Psoriasis capitis	93	38,1
Psoriasis guttata	35	14,3
Psoriasis palmo-plantaris	8	3,3
Nagelpsoriasis	8	3,3
Psoriasis generalisata	7	2,9
Psoriasis inversa	6	2,5
Windelpsoriasis	4	1,6
Psoriasis pustulosa	4	1,6
Psoriasis-Arthritis	4	1,6
Erythodermatische Psoriasis	3	1,2
SAPHO-Syndrom	0	0
Sonstige	0	0

Quelle: Eigene Berechnung

Betroffene Körperstellen

Die Ärzte gaben an, dass bei den Patienten durchschnittlich 3,6 (SD 2,2) Körperstellen von der Psoriasis betroffen sind. Die Ergebnisse zeigten weiterhin, dass beim männlichen Geschlecht im Durchschnitt mehr Körperstellen betroffen sind (3,9 Körperstellen) als beim weiblichen Geschlecht (3,3 Körperstellen). Die durchschnittliche Anzahl der betroffenen Körperstellen ist in Tabelle 32 abgebildet. Der Unterschied zwischen den Geschlechtern ist statistisch nicht signifikant (χ^2 =12,0, p = 0,448).

Tabelle 32: Anzahl betroffener Körperstellen bei der juvenilen Psoriasis (n = 244)

	Weiblich	Männlich	Gesamt
n	125	119	244
Mittelwert	3,3	3,9	3,6
Median	3,0	3,0	3,0
SD	2,1	2,3	2,2
Min.	0	1,0	0
Max.	10,0	12,0	12,0

Quelle: Eigene Berechnung

Symptomatik

Die am häufigsten vorkommenden Lokalisationen der juvenilen Psoriasis betrafen die Kopfhaut (63,1%), die Arme (56,6%), die Beine (51,6%), den Rücken (37,3%) und den Brust- bzw. Bauchbereich (36,9%). Die Nägel waren beim männlichen Geschlecht etwa doppelt so häufig betroffen wie beim weiblichen Geschlecht (Tabelle 33). Die Unterschiede der erkrankten Körperstellen zwischen den Geschlechtern waren allerdings alle nicht signifikant.

Tabelle 33: Anteile der betroffenen Körperteile bei der juvenilen Psoriasis (n = 244)

	Weiblich	Männlich	Gesamt

N	125	119	244
Kopfhaut (%)	64,8	61,3	63,1
Arme (%)	52,0	61,3	56,6
Beine (%)	48,8	54,6	51,6
Rücken (%)	33,6	41,2	37,3
Brust/Bauch (%)	37,6	63,9	36,9
Gesäß (%)	20,8	24,4	22,5
Gesicht (%)	18,4	25,2	21,7
Hände (%)	12,0	21,0	16,4
Hals (%)	12,0	16,8	14,3
Füße (%)	7,2	14,3	10,7
Genitalbereich (%)	8,0	11,8	9,8
Gelenke (%)	9,6	9,2	9,4
Nägel (%)	4,8	10,9	7,8

Quelle: Eigene Berechnung

Insgesamt dokumentierten die Ärzte bei 65,2% der Kinder und Jugendlichen Juckreiz und bei 42,2% Kratzspuren. Betrachtet man den Juckreiz und die Kratzspuren nach Altersklassen, so lassen sich keine großen Unterschiede zwischen den Altersklassen erkennen (Tabelle 34). Die Differenz zwischen den Geschlechtern war weder für Juckreiz noch für Kratzspuren signifikant.

Tabelle 34: Juckreiz und Kratzspuren nach Altersklassen (n = 244)

	≤12	13-15	16-18	Gesamt
N	106	56	82	244
Juckreiz (%)	69,8	60,7	62,2	65,2
Kratzspuren	41,5	41,1	43,9	42,2

(%)

Quelle: Eigene Berechnung

Bestimmung des Schweregrades

Die häufigsten Erhebungsmethoden zur Ermittlung des Schweregrades der juvenilen Psoriasis waren der PASI-Index und Betrachtung der Körperoberfläche (KOF/BSA). Die durchschnittlichen Maximalwerte der jeweiligen Erhebungsmethoden unterschieden sich überwiegend deutlich von den jeweiligen zuletzt gemessenen Angaben. Die Unterschiede waren zum Teil statistisch signifikant (Korrelationskoeffizient nach Bravais-Pearson) (Tabelle 35).

Tabelle 35: Ermittlungsmethode zur Bestimmung des Schweregrades der juvenilen Psoriasis

Ermittlungsmethode	n	max.	SD	zuletzt	SD	p ≤ 0,05
Keine Erhebung	125	-	-	-	-	-
PASI	83	17,6	15,5	8,4	11,0	x
KOF/BSA	31	18,1	18,3	7,1	9,8	x
Napsi	7	1,1	3,0	0,3	0,8	x
CDLQI	6	13,6	1,8	3,5	3,1	-
PGA	2	4,4	2,0	4,4	2,0	-
Andere Methode	0	-	-	-	-	-

Quelle: Eigene Berechnung

Komorbiditäten

Hinsichtlich der Komorbiditäten der Kinder und Jugendlichen mit juveniler Psoriasis konnte von den einschließenden Ärzten bei 10,2% Adipositas, 5,7% Gelenkbeteiligung und 0,8% Diabetes mellitus festgestellt werden (Tabelle

36). Die geschlechtsspezifischen Unterschiede waren nicht signifikant.

Tabelle 36: Komorbiditäten der juvenilen Psoriasis nach Geschlecht (n = 244)

	Weiblich (n = 125)	Anteil (%)	Männlich (n = 119)	Anteil (%)	Gesamt (n = 244)	Gesamt (%)
Keine	97	77,6	91	76,5	188	77,0
Adipositas	11	8,8	14	11,8	25	10,2
Sonstige	9	7,2	6	5,0	15	6,1
Gelenkbeteiligung	8	6,4	6	5,0	14	5,7
Diabetes mellitus	0	0,0	2	1,7	2	0,8

Quelle: Eigene Darstellung

3.2.2.3 Therapie

Eingesetzte Therapieformen

Die durchschnittliche Anzahl der eingesetzten Therapieformen (verordnete Arzneimittel und nichtmedikamentöse Therapien) pro Patient betrug 3,3 (SD 1,6). Die in die Studie eingeschlossenen Kinder und Jugendlichen bekamen dabei bis zu acht verschiedene Therapien zur Behandlung ihrer Psoriasis (Tabelle 37). Die Verteilung war bei beiden Geschlechtern ähnlich und der Unterschied daher auch nicht signifikant ($\chi^2 = 4,2$, $p = 0,755$).

Tabelle 37: Anzahl verschiedener Therapieformen nach Geschlecht (n = 244)

	Weiblich	Männlich	Gesamt
N	125	119	244

Mittelwert	3,3	3,2	3,3
Median	3,0	3,0	3,0
SD	1,7	1,5	1,6
Min.	1,0	1,0	1,0
Max.	8,0	8,0	8,0

Quelle: Eigene Berechnung

Insgesamt 79,9% der Ärzte gaben an, eine topische Therapie verordnet zu haben. Der Anteil der systemischen Behandlungen lag bei 7,5%. Es folgten Lichttherapie mit 7,5% und das (Sole-)Bad bzw. Klimatherapie mit 5,0%. Die Ergebnisse sind in Tabelle 38 aufgeführt.

Tabelle 38: Eingesetzte Therapeutika bei der juvenilen Psoriasis

	Weiblich (%)	Männlich (%)	Gesamt (%)
Topisch	80,4	76,5	79,9%
Systemisch	5,4	11,1	7,5%
Licht	7,8	8,4	7,5%
Sole-Bad, Klimatherapie	6,5	4,0	5,0%

Quelle: Eigene Berechnung

Die eingesetzten topischen Therapeutika waren insbesondere Corticosteroide (80,3%), Vitamin D3-Analoga (47,5%), Salicylsäure (40,6%) und Harnstoff (37,3%). Die einzelnen Ergebnisse zu den topischen Therapeutika sind in Abbildung 16 veranschaulicht.

Abbildung 16: Eingesetzte topische Therapeutika

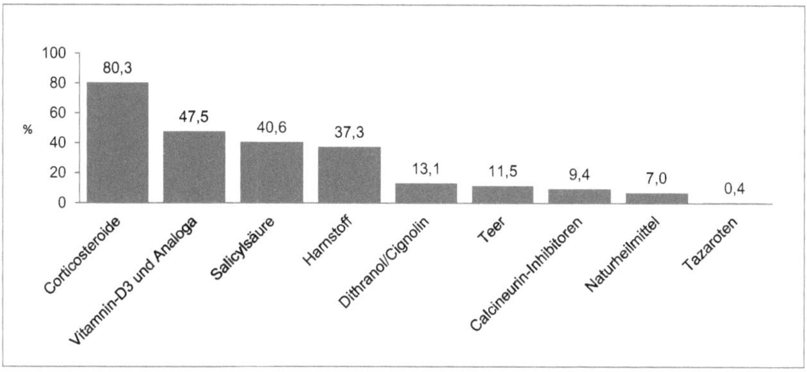

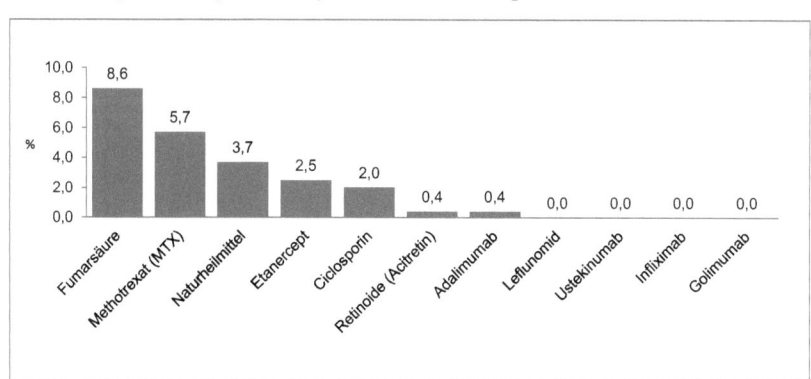

Quelle: Eigene Darstellung

Zu den systemischen Therapeutika gehörten vor allem Fumarsäure (8,6%), Methotrexat (5,7%), Naturheilmittel (3,7%), Etanercept (2,5%) und Ciclosporin (2,0%). Die einzelnen Ergebnisse zu den systemischen Therapeutika befinden sich in Abbildung 17.

Abbildung 17: Eingesetzte systemische Therapeutika

Quelle: Eigene Darstellung

Als Lichttherapie wurde bei den Kindern und Jugendlichen am häufigsten die

UVB-Lichttherapie (13,5%), gefolgt von der SUP (7,8%) und der PUVA (2,0%) verschrieben. In Abbildung 18 sind die einzelnen Ergebnisse zur Lichttherapie dargestellt.

Abbildung 18: Eingesetzte Lichttherapie

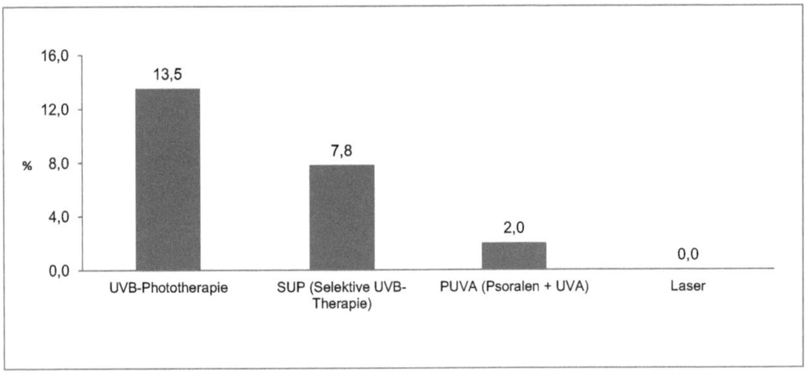

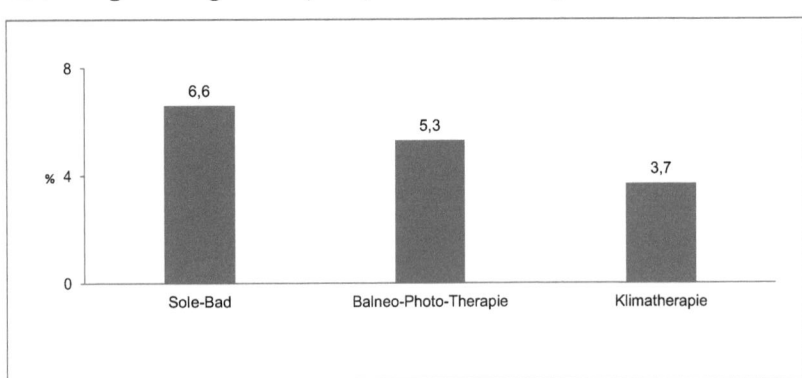

Quelle: Eigene Darstellung

Die eingesetzte (Sole-)Bad/Klimatherapie unterschied sich in Sole-Bad (6,6%), Balneo-Photo-Therapie (5,3%) und Klimatherapie (3,7%). Die einzelnen Therapien sind in Abbildung 19 veranschaulicht.

Abbildung 19: Eingesetzte (Sole-)Bad/Klimatherapie

Quelle: Eigene Darstellung

Weitere Facharztbesuche

Weitere Facharztbesuche aufgrund der Psoriasis waren nach Angaben der befragten Ärzte bei 73,7% der Kinder und Jugendlichen nicht notwendig. In den übrigen Fällen wurden die Patienten an Fachärzte überwiesen, die in Tabelle 39 aufgeführt sind. Die häufigsten Gründe der Überweisung von Dermatologen zu Dermatologen waren die Diagnosesicherung, Mitbehandlung und zunehmende Schwere der Erkrankung. Die Überweisung an den Pädiater durch den Dermatologen fand oftmals zur ambulanten Mitbehandlung statt. Die Überweisung an die Facharztgruppe der Hals-Nasen-Ohren-Ärzte und Zahnärzte erfolgte dabei in den meisten Fällen aufgrund einer (bakteriellen) Fokussuche. Weitere Überweisungen zum Rheumatologen ereigneten sich aufgrund von Gelenkbeteiligungen und des Verdachts auf Psoriasis-Arthritis.

Tabelle 39: Weitere Facharztbesuche aufgrund Psoriasis

Fachärzte	Anteil (%)
Dermatologen	15,6
Hals-Nasen-Ohrenarzt	4,5
Rheumatologe	2,5
Pädiater	2,0
Zahnarzt	1,6
Andere	0,1
Gesamt	26,3

Quelle: Eigene Darstellung

Stationäre Aufenthalte und Rehabilitation

Mindestens einen stationären Aufenthalt im Dokumentationszeitraum 2009 verzeichneten nach Angaben der Ärzte 12,3% der Kinder und Jugendlichen mit Psoriasis. In lediglich 1,2% der Fälle kam es zu zwei stationären

Aufenthalten (Tabelle 40). Zu den häufigsten Einweisungsdiagnosen zählten die Psoriasis vulgaris (L40.0) mit 63,7%, die Psoriasis guttata (L40.4) mit 18,2% und die Sonstige Psoriasis (L40.8) mit 13,6%.

Tabelle 40: Stationäre Aufenthalte aufgrund Psoriasis (n = 244)

	n	Anteil (%)
1 stationärer Aufenthalt	27	11,1
2 stationäre Aufenthalte	3	1,2
Gesamt	30	12,3

Quelle: Eigene Berechnung

Die durchschnittliche Verweildauer lag bei 17,8 (SD 13,9) Tagen. Die Spannweite zwischen der längsten und kürzesten Verweildauer betrug 53 Tage. Der Modus lag bei 6,0 Tagen (Tabelle 41).

Tabelle 41: Verweildauer der Patienten (n = 30) mit Krankenhauseinweisung

Durchschnittliche Verweildauer in Tagen	
N	30
Mittelwert	17,8
Median	15,0
Modus	6,0
SD	13,9
Minimum	5,0
Maximum	58,0
Spannweite	53,0

Quelle: Eigene Berechnung

Eine Anschlussbehandlung/Reha wurde bei 1,6% der Kinder und Jugendlichen mit Psoriasis verordnet. Die durchschnittliche Dauer lag bei 58,9 (SD 74,1) Tagen (Tabelle 42). Die Gründe für die Maßnahme waren nach Angaben der Ärzte die zunehmende Intensität der Erkrankung, Gelenkbeteiligung sowie die Schulung der Kinder und Eltern.

Tabelle 42: Verweildauer der Patienten (n = 4) mit Anschlussbehandlung/Reha

Durchschnittliche Verweildauer in Tagen	
N	4
Mittelwert	58,9
SD	74,1
Spannweite	210,0

Quelle: Eigene Berechnung

Arbeitsunfähigkeit und Krankschreibungen

Eine Arbeitsunfähigkeit konnte in nur einem Fall festgestellt werden und wird daher nicht näher betrachtet. Bei 10,2% der Kinder und Jugendlichen erfolgte eine Krankschreibung (Kindergarten, Schule, Studium, Beruf). Dabei waren die Kindern und Jugendlichen im Durchschnitt 14,3 (SD 10,2) Tage wegen Psoriasis krankgeschrieben. Das Minimum lag bei 2 Tagen und das Maximum bei 39 Tagen (Tabelle 43).

Tabelle 43: Krankschreibung der Patienten (n = 23) aufgrund von Psoriasis

Krankschreibung in Tagen	
n	23
Mittelwert	14,3
Median	11,0

Modus	4,0
SD	10,2
Minimum	2,0
Maximum	39,0

Quelle: Eigene Berechnung

3.2.2.4 Zufriedenheit mit dem Therapieergebnis

Im letzten Teil der Befragung wurden die Ärzte nach der aktuellen Zufriedenheit mit dem Therapieergebnis bei den eingeschlossenen Patienten gefragt. Insgesamt waren knapp Dreiviertel der Ärzte mit dem aktuellen Therapieergebnis zufrieden (Tabelle 44).

Tabelle 44: Zufriedenheit der Ärzte mit dem Therapieergebnis ihrer Patienten (n = 244)

	n	Anteil (%)
Ja	178	73,0
Unentschlossen	34	13,9
Keine Antwort	6	2,5
Nein	26	10,7

Quelle: Eigene Berechnung

Die im Freitext der Befragung angegebenen Begründungen für die Angabe zur Zufriedenheit wurden in Antwortkategorien (Therapieresistenz, Fehlende Compliance, Psychische Probleme, Verschlechterung, Stabilität, Verbesserung, Erscheinungsfreiheit, Zufriedenheit seitens der Patienten bzw. Eltern) zusammengefasst. Insgesamt deuteten 40,6% der Antworten auf eine Verbesserung der juvenilen Psoriasis hin. Von einer derzeitigen Stabilität sprachen 11,5% und von einer Erscheinungsfreiheit 10,7% der Ärzte. Eine Zufriedenheit der Patienten bzw. der Eltern äußerten 5,3% der Ärzte. Bei den Antworten, die auf Unzufriedenheit hindeuteten, wurden die folgenden Aspekte erwähnt: Über eine Verschlechterung der Psoriasis sprachen 3,7% der Ärzte. Genauso viele Ärzte (3,7%) beklagten sich über eine mangelnde Compliance der Patienten. Von psychischen Problemen der Patienten sprachen 1,9% und von einer Therapieresistenz insgesamt 1,6% der Ärzte (Tabelle 45).

Tabelle 45: Zufriedenheit mit dem aktuellen Therapieerfolg

	n	Anteil
Verbesserung	99	40,6
Stabilität	28	11,5
Erscheinungsfreiheit	26	10,7
Sonstiges	14	5,7
Zufriedenheit (Eltern, Patienten)	26	5,3
Verschlechterung	9	3,7
Fehlende Compliance	9	3,7
Psychische Probleme	4	1,9
Therapieresistenz	4	1,6

Quelle: Eigene Berechnung

3.3 Ergebnisse der Primärdatenanalyse - Kinder, Jugendliche und Eltern

3.3.1 Angaben zu den Kindern und Jugendlichen

Studienpopulation

Insgesamt 183 Personen füllten den Fragebogen zur Psoriasis bei Kindern und Jugendlichen vollständig aus. Die Probanden teilten sich in 117 Kinder und Jugendliche (Alter ≤ 18) und 66 Eltern auf. Davon haben jeweils 23 Kinder und Jugendliche gemeinsam mit den Eltern den Fragebogen ausgefüllt. Das Durchschnittsalter der Kinder und Jugendlichen betrug 15,0 Jahre (SD 2,7). Etwa 67,5% der Kinder und Jugendlichen war weiblich - bei den Eltern lag die Frauenquote bei 72,7%. Die Studienpopulation der Primärdatenerhebung kann der nachfolgenden Tabelle 46 entnommen werden.

Tabelle 46: Studienpopulation der Primärdatenerhebung (n = 183)

Anzahl der Probanden	183
Kinder und Jugendliche	117
Durchschnittsalter (SD)	15,0 (2,7)
Geschlecht (m/w)	32,5%/67,5%
Eltern	66
Geschlecht (m/w)	27,3%/72,7%

Quelle: Eigene Berechnung

Betrachtet man die Teilnahme der Kinder und Jugendlichen nach Altersklassen, so stellt man fest, dass die wenigsten Probanden aus der Altersklasse 0 bis 6 (0,9%) und die meisten Probanden aus der Altersklasse 13 bis 18 (81,2%) teilnahmen. Das Durchschnittsalter der Probanden lag bei 15,0 (SD 2,7) Jahren. Der Unterschied zwischen den Geschlechtern war nicht signifikant. Eine detaillierte Aufstellung der eingeschlossenen Patienten nach Altersklassen und Geschlecht ist in Tabelle 47 vorzufinden.

Tabelle 47: Alter der Patienten nach Geschlecht

	Weiblich (n)	Anteil (%)	Männlich (n)	Anteil (%)	Gesamt (n)	Gesamt (%)
0 bis 6	0	0,0	1	2,6	1	0,9
7 bis 12	15	19,0	15,8	15,8	21	17,9
13 bis 18	64	81,0	31	81,6	95	81,2
Gesamt	79	100	38	100	117	100
Mittelwert	14,9		15,0		15,0	
Median	16,0		16,9		16,0	
SD	2,6		4,0		2,7	
Minimum	8		4		4	
Maximum	18		18		18	

Quelle: Eigene Berechnung

Die Studienpopulation konnte ferner durch sozio-demografische Angaben charakterisiert werden. Bei den Kindern und Jugendlichen handelte es sich zu 66,7% um Schulkinder. Insgesamt 8,4% der Studienpopulation war berufstätig und 8,5% waren Student/-innen.

Psoriasis in der Familie

Insgesamt hatten 76,1% der befragten Kinder und Jugendlichen Geschwister. Von diesen Kindern und Jugendlichen hatten 21,3% mindestens ein Geschwisterteil, welches ebenfalls an Psoriasis erkrankt war (Tabelle 48). Der Unterschied zwischen den Geschlechtern war allerdings nicht signifikant ($\chi^2 = 0,1$, $p = 0,754$).

Tabelle 48: Psoriasis bei Geschwistern von betroffenen Kindern und Jugendlichen

	Weiblich (n)	Anteil (%)	Männlich (n)	Anteil (%)	Gesamt (n)	Anteil (%)
Ja	14	22,2	5	19,2	19	21,3
Nein	49	77,8	21	80,8	70	78,7
Gesamt	63	100,0	26	100,0	89	100,0

Quelle: Eigene Berechnung

Regionale Herkunft

Die regionale Herkunft der teilgenommenen Kinder und Jugendlichen kann anhand der folgenden Abbildung 20 veranschaulicht werden. Probanden mit gleichen Postleitzahlen sind in einem Datenpunkt jeweils zusammengefasst.

Abbildung 20: Teilgenommene Kinder und Jugendliche (n = 117) nach Postleitzahlen

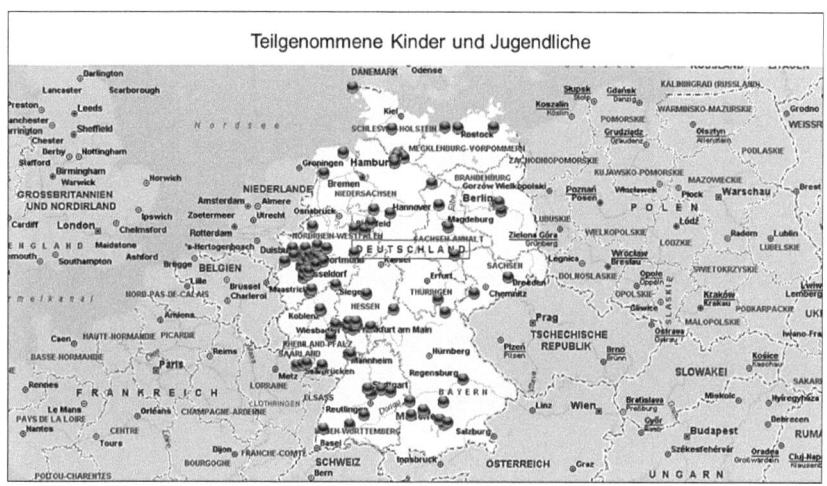

Quelle: Eigene Darstellung

3.3.2 Angaben zur Erkrankung

Erkrankungsbeginn

Der durchschnittliche Erkrankungsbeginn lag in der vorliegenden Studienpopulation bei 9,8 (SD 4,4) Jahren. Der Erkrankungsbeginn war beim männlichen Geschlecht etwas früher als beim weiblichen Geschlecht (Tabelle 49). Der geschlechtsspezifische Unterschied war nicht signifikant (χ^2 = 20,4, p = 0,253).

Tabelle 49: Alter bei Ersterkrankung der Kinder und Jugendlichen nach Geschlecht

	Weiblich (n)	Männlich (n)	Gesamt (n)
n	79	38	117

Mittelwert	10,0	9,2	9,8
Median	10,0	10,0	10,0
SD	4,0	5,1	4,4
Minimum	1,0	1,0	1,0
Maximum	18,0	16,0	18,0

Quelle: Eigene Berechnung

Betroffene Körperstellen

Die Kinder und Jugendlichen konnten im Rahmen des Fragebogens angeben, welche der Körperstellen (13 Ausprägungen) von der Psoriasis betroffen waren. Die geschlechtsspezifischen Ergebnisse zeigten, dass bei den weiblichen Probanden im Durchschnitt mehr Körperstellen betroffen waren (Mittelwert 3,5; SD 2,0) als bei den männlichen Probanden (Mittelwert 3,0; SD 2,0). Die Unterschiede zwischen den Geschlechtern waren statistisch signifikant ($\chi^2 = 17,8$, p = 0,038). Die einzelnen Häufigkeiten der betroffenen Körperstellen sind in Tabelle 50 abgebildet.

Tabelle 50: Anzahl betroffener Körperstellen bei der juvenilen Psoriasis (n = 117)

	Weiblich	Männlich	Gesamt
n	79	38	117
Mittelwert	3,5	3,0	3,4
Median	3,0	2,5	3,0
SD	2,0	2,0	2,0
Min.	1	0	0
Max.	9,0	7,0	9,0

Quelle: Eigene Berechnung

In der nachstehenden Tabelle 51 befindet sich die relative Häufigkeit der betroffenen Körperstellen. Die am häufigsten betroffenen Körperteile waren die Kopfhaut, Beine, Arme, Rücken sowie Brust und Bauch. Die weiblichen Probanden wiesen für fast alle Körperteile (bis auf den Rücken) eine höhere Prävalenz auf. Die geschlechtsspezifischen Unterschiede waren allerdings bei allen Körperteilen nicht signifikant. Die Ergebnisse sind nach der Gesamthäufigkeit absteigend sortiert.

Tabelle 51: Anteile der betroffenen Körperteile bei der juvenilen Psoriasis (n = 117)

	Weiblich	Männlich	Gesamt
n	79	38	117
Kopfhaut (%)	81,0	73,7	78,6
Beine (%)	59,5	52,6	57,3
Arme (%)	48,1	42,1	46,2
Rücken (%)	29,1	34,2	30,8
Brust/Bauch (%)	30,4	21,1	27,4
Gesicht (%)	24,1	23,7	23,9
Nägel (%)	22,8	18,4	20,5
Gesäß (%)	12,7	7,9	11,1
Hals (%)	11,4	7,9	10,3
Genitalbereich (%)	10,1	10,5	10,3
Füße (%)	10,1	7,9	9,4
Hände (%)	11,4	2,6	8,5
Gelenke (%)	2,5	2,6	2,6

Quelle: Eigene Berechnung

Juckreiz und Kratzspuren

Insgesamt beklagten sich 71,8% der Kinder und Jugendlichen mit Psoriasis über Juckreiz und 30,8% über Kratzspuren. Die Ergebnisse in Tabelle 52 zeigen, dass sowohl Juckreiz als auch Kratzspuren mit zunehmendem Alter der Kinder und Jugendlichen weniger häufig genannt wurden. Beide Aspekte treten bei Jungen und Mädchen nahezu gleich häufig auf und waren geschlechtsspezifisch nicht signifikant.

Tabelle 52: Juckreiz und Kratzspuren nach Altersklassen (n = 117)

	≤12	13-15	16-18	Gesamt
n	22	30	65	117
Juckreiz (%)	77,3	73,3	69,2	71,8
Kratzspuren (%)	50,0	33,3	23,1	30,8

Quelle: Eigene Berechnung

Gelenkschmerzen

Auf die Frage nach Gelenkschmerzen, gaben insgesamt 12,0% der Probanden an, häufig oder immer Schmerzen an den Gelenken zu haben. Die Ergebnisse zu dieser Frage sind in Tabelle 53 aufgeführt. Der Unterschied zwischen den Geschlechtern war nicht signifikant ($\chi^2 = 2,9$, p = 0,575).

Tabelle 53: Gelenkschmerzen bei Kindern und Jugendlichen mit Psoriasis (n = 117)

(1 = gar nicht, 2 = selten, 3 = manchmal, 4 = häufig, 5 = immer)	n	MW ± SD	oft/immer (%)
weiblich	79	2,0 ± 1,1	11,4
männlich	38	2,0 ± 1,2	13,1

| gesamt | 117 | 2,0 ± 1,1 | 12,0 |

Quelle: Eigene Berechnung

Triggerfaktoren

Insgesamt 12,0% der Kinder und Jugendlichen gaben an, dass sie Zigaretten rauchen und 9,4%, dass sie Alkohol konsumieren. Die Ergebnisse sind in Abbildung 21 aufgeführt.

Abbildung 21: Raucherstatus und Alkoholkonsum (n =117)

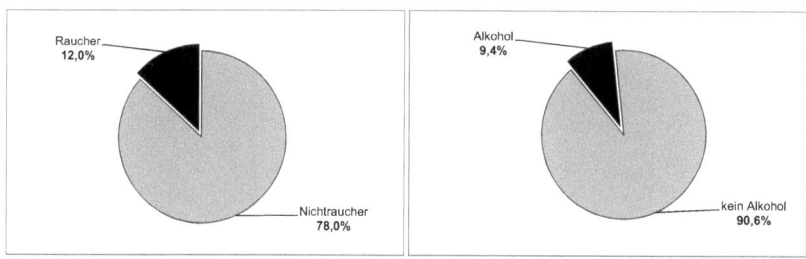

Quelle: Eigene Darstellung

Ein Unterschied zwischen den Geschlechtern war weder für das Rauchen (χ^2 = 2,2, p = 0,136) noch für den Alkoholkonsum (χ^2 = 0,93, p = 0,334) signifikant.

3.3.3 Versorgung und Behandlung

Arztkontakte und Behandlungsort

Zwischen dem Erkrankungsbeginn und der ersten Behandlung beim Arzt vergingen im Durchschnitt 1,8 Jahre (SD 2,3). Die Unterschiede zwischen den Geschlechtern waren gering und nicht signifikant (χ^2 = 0,93, p = 0,334).

Tabelle 54: Dauer zwischen Symptombeginn und Erstdiagnose

	Weiblich	Männlich	Gesamt
n	74	33	107
Mittelwert	1,8	1,9	1,8
SD	2,4	2,2	2,3
Spannweite	10,0	8,0	10,0

Quelle: Eigene Berechnung

Im Durchschnitt haben die Kinder und Jugendlichen mit Psoriasis 6,4 (SD 6,3) Arztkontakte pro Jahr. Dabei hatten die männlichen Probanden im Durchschnitt mehr Arztkontakte als die weiblichen Probanden. Die geschlechtsspezifischen Unterschiede waren nicht signifikant ($\chi^2 = 1,64$, $p = 0,441$). Die Ergebnisse befinden sich in der folgenden Tabelle 55.

Tabelle 55: Durchschnittliche Arztkontakte pro Jahr nach Gechlecht (n = 117)

	Weiblich	Männlich	Gesamt
n	79	38	117
Mittelwert	6,0	7,2	6,4
Median	4,0	5,0	4,0
SD	4,8	8,5	6,3
Min.	0	0	0
Max.	12	48	48

Quelle: Eigene Berechnung

Ein weiterer wichtiger Aspekt im Rahmen der Studie war die Frage nach dem Behandlungsort. Die Auswertung der Ergebnisse zeigt, dass 56,5% der Kinder und Jugendlichen „oft/immer" ambulant beim Dermatologen behandelt wurde. Die Dermatologen waren sowohl im ambulanten als auch im stationären Bereich die am häufigsten frequentierte Arztgruppe (Tabelle 56).

Tabelle 56: Angaben zum Behandlungsort der Kinder und Jugendlichen mit Psoriasis (n = 117)

(1 = gar nicht, 2 = etwas, 3 = mittelmäßig, 4 = häufig, 5 = immer)	MW ± SD	oft/immer (%)
Ambulant		**71,7**
Dermatologe	3,6 ± 1,3	56,5
Allgemeinmediziner/Hausarzt	1,9 ± 1,2	11,1
Kinderarzt	1,5 ± 0,9	3,5
Stationär		**9,5**
Dermatologe	1,5 ± 1,0	6.9
Pädiater	1,3 ± 0,7	2,6
Krankenhausambulanz		**8,6**
Dermatologe	1,4 ± 0,9	6,0
Pädiater	1,2 ± 0,7	2,6
Rehabilitation		**4,3**
Rehaklinik (Kurort)	1,3 ± 0,8	4,3

Quelle: Eigene Berechnung

Anzahl unterschiedlicher Therapien

Die Kinder und Jugendlichen mit Psoriasis gaben an, dass sie im bisherigen Krankheitsverlauf 2,9 (SD 1,9) unterschiedliche Therapien zur Behandlung der Psoriasis bekommen haben. Die relative Häufigkeit der Therapien ist beim männlichen Geschlecht höher als beim weiblichen Geschlecht. Der Unterschied ist allerdings nicht signifikant ($\chi^2 = 8,84$, $p = 0,547$).

Tabelle 57: Anzahl unterschiedlicher Therapien nach Geschlecht (n = 244)

	Weiblich	Männlich	Gesamt
n	79	38	117
Mittelwert	2,8	3,2	2,9
Median	2,0	2,0	2,0
SD	1,6	2,3	1,9

Quelle: Eigene Berechnung

Insgesamt 86,3% der Kinder und Jugendlichen gaben an, eine topische Therapie erhalten zu haben. Der Anteil der systemischen Behandlungen lag bei 9,4% der Kinder und Jugendlichen. Es folgten Lichttherapie mit 8,5% und das (Sole-)Bad bzw. Klimatherapie mit 7,7%. Insgesamt gaben 6,0% der Befragten an, dass sie zurzeit keine Therapie erhalten. Die Ergebnisse sind in Tabelle 58 aufgeführt.

Tabelle 58: Erhaltene Therapien (Mehrfachnennungen möglich)

	Weiblich (n)	Anteil (%)	Männlich (n)	Anteil (%)	Gesamt (n)	Anteil (%)
Creme, Salbe, etc.	70	88,6	31	81,6	101	86,3
Tabletten, Trinklösung	8	10,1	3	7,9	11	9,4
Licht	6	7,6	4	10,5	10	8,5
Sole-Bad, Klimatherapie	5	6,3	4	10,5	9	7,7
Keine Behandlung	4	5,1	3	7,9	7	6,0
Spritzen, Infusion	1	1,3	3	1,9	4	3,4

Quelle: Eigene Berechnung

Die Analyse der topischen Therapien zeigte, dass Corticosteroide (47,9%), Vitamin-D3-Analoga (24,8%), Harnstoff (18,8%) und Salicylsäure (14,5%) zu den häufigsten angewandten Behandlungsmöglichkeiten der juvenilen Psoriasis gehörten (Abbildung 22).

Abbildung 22: Anwendung von topischen Therapien (n = 117)

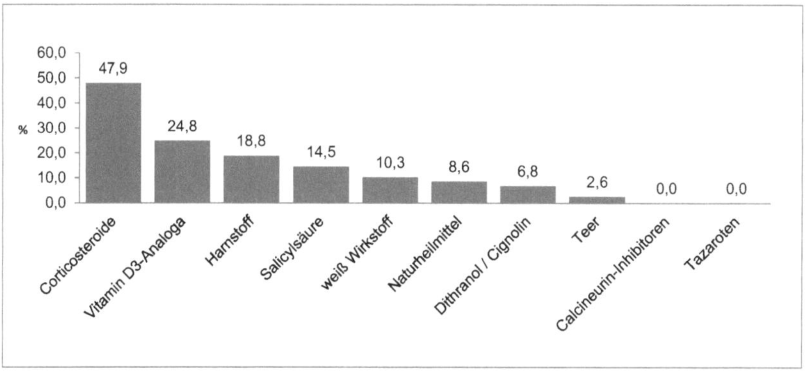

Therapie	%
Corticosteroide	47,9
Vitamin D3-Analoga	24,8
Harnstoff	18,8
Salicylsäure	14,5
weiß Wirkstoff	10,3
Naturheilmittel	8,6
Dithranol / Cignolin	6,8
Teer	2,6
Calcineurin-Inhibitoren	0,0
Tazaroten	0,0

Quelle: Eigene Darstellung

Die Betrachtung der Tabletten/Trinklösungen als Teil der systemischen Therapie zeigte, dass die Fumarsäure (4,3%), Naturheilmittel (3,4%) und Methotrexat (1,7%) bei Kindern und Jugendlichen mit Psoriasis am häufigsten innerhalb dieser Aufzählung angewendet wurden (Abbildung 23).

Abbildung 23: Anwendung von Tabletten/Trinklösungen (n = 117)

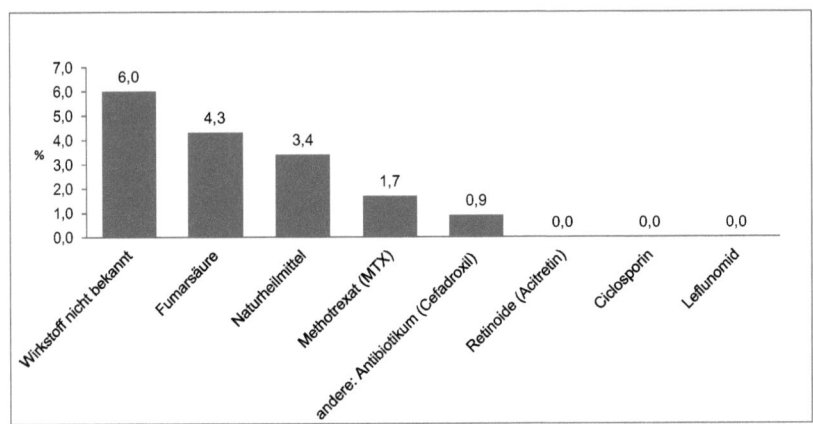

Quelle: Eigene Darstellung

Die Anwendung von Spritzen und Infusionen wurde im Rahmen der Befragung selten benannt. Als Teil der systemischen Therapie wurde in der betrachteten Population lediglich Etanercept mit 2,6% und Methotrexat mit 0,9% genannt (Abbildung 24).

Abbildung 24: Anwendung von Spritzen/Infusionen (n = 117)

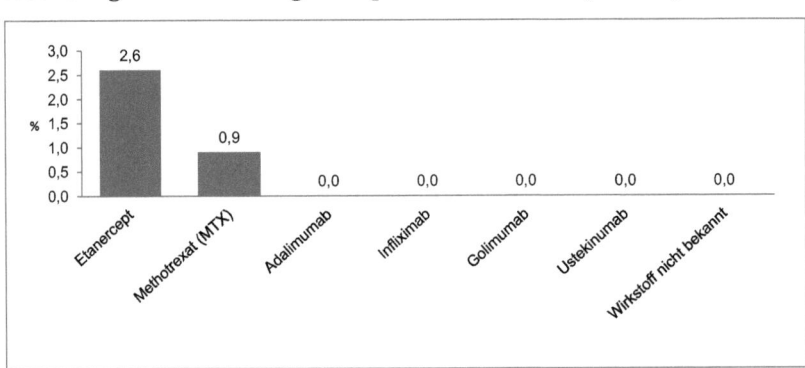

Quelle: Eigene Darstellung

Innerhalb der Lichttherapie wurde die UVB-Therapie mit 1,7% am häufigsten genannt. Es folgten die SUP, die PUVA und das Dampfbad mit jeweils 0,9% der Antworten (Abbildung 25).

Abbildung 25: Anwendung einer Lichttherapie (n = 117)

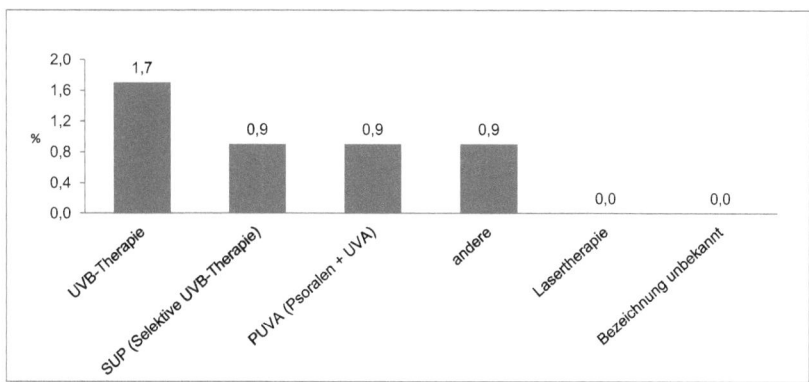

Quelle: Eigene Darstellung

Bei den Anwendungen der Bäder und der Klimatherapie gaben die Kinder und Jugendlichen mit Psoriasis am häufigsten an, das Sole/Öl-Bad zuhause (4,3%) oder beim Arzt (2,6%) zu nutzen. Insgesamt 1,7% erhielten eine Balneo-Photo-Therapie zur Behandlung der Psoriasis (Abbildung 26).

Abbildung 26: Anwendung von Bädern und Klimatherapie (n = 117)

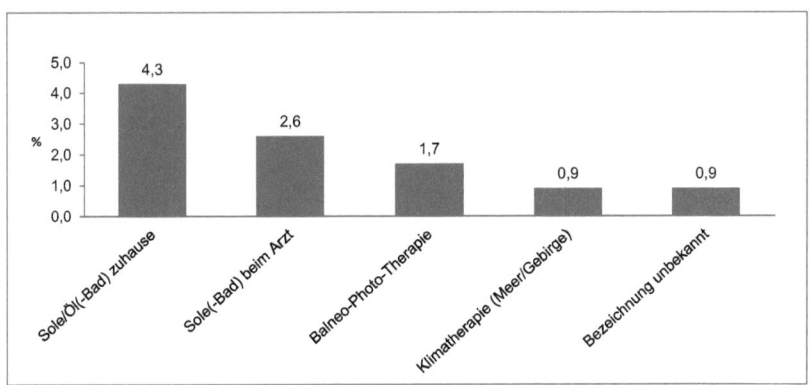

Quelle: Eigene Darstellung

Bewertung der Therapie

Im weiteren Verlauf des Fragebogens wurden die Kinder und Jugendlichen nach ihren Erfahrungen mit der Therapie gefragt. Mehr als die Hälfte der Befragten wünschte sich eine Alternative zur aktuellen Behandlung. Darüber hinaus brauchten mehr als ein Drittel der Befragten „*oft bzw. immer*" viel Zeit für die eigene Behandlung, sahen die Behandlung als eine Belastung an und benötigten fremde Hilfe. Die einzelnen Ergebnisse befinden sich in Tabelle 59. Vergleicht man die Unterschiede nach dem Geschlecht, so war lediglich der Wunsch nach einer anderen Behandlung beim weiblichen Geschlecht signifikant höher als beim männlichen Geschlecht ($\chi^2 = 13{,}35$, p = 0,010).

Tabelle 59: Bewertung der Therapie durch die Kinder und Jugendlichen (n = 117)

(1 = gar nicht, 2 = etwas, 3 = mittelmäßig, 4 = häufig, 5 = immer)	MW ± SD	Median	häufig/immer (%)
Wunsch nach anderer	3,4 ± 1,4	4,0	58,1

Behandlung				
Viel Zeit für eigene Behandlung		2,9 ± 1,4	3,0	39,3
Belastung durch Behandlung		3,0 ± 1,3	3,0	36,8
Fremde Hilfe (z.B. Eltern)		2,6 ± 1,6	2,0	36,7
Verbesserung durch Therapie		2,7 ± 1,3	3,0	31,7

Quelle: Eigene Berechnung

Zeitaufwand für die tägliche Behandlung

Bezüglich der Angabe wie viel Zeit die Probanden für die tägliche Behandlung ihrer Psoriasis benötigten, konnte festgestellt werden, dass Mädchen im Durchschnitt länger für die Behandlung brauchten als Jungen. Die geschlechtsspezifischen Unterschiede waren allerdings nicht signifikant. Die Ergebnisse sind in der Abbildung 27 veranschaulicht.

Abbildung 27: Zeit für die tägliche Behandlung der juvenilen Psoriasis (n = 117)

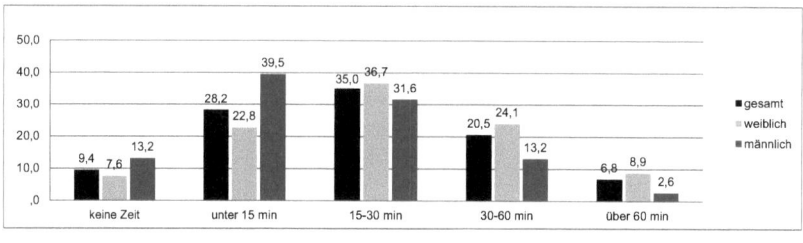

Quelle: Eigene Darstellung

3.3.4 Lebensqualität

Der CDLQI ist für Kinder und Jugendliche im Alter von 5 bis 16 validiert, so dass die Berechnung der Lebensqualität mit dem CDLQI lediglich für 84 Kinder und Jugendliche, die dieser Altersklasse zugehörten, erfolgte. Der Gesamtscore des dermatologischen Lebensqualitäts-Index für Kinder und Jugendliche mit Psoriasis betrug im Durchschnitt 7,6 (SD 3,5). Dieser beinhaltet 25,3% der möglichen Punktzahl des Gesamtscores (30 Punkte). Der errechnete Gesamtscore von 7,6 bedeutete, dass die Psoriasis einen mittelmäßigen Einfluss auf die Lebensqualität von Kindern und Jugendlichen aufwies (siehe Abbildung 2 in Kapitel 2.1.3). Der Vertrauensbereich für den CDLQI lag in den Grenzen zwischen 6,8 und 8,3 (95%-Konfidenzintervall). Für das weibliche Geschlecht lag der CDLQI mit 7,8 (SD 3,6) im Durchschnitt etwas höher, lag allerdings immer noch im Bereich des mittelmäßigen Einflusses der Psoriasis auf die Lebensqualität. Beim männlichen Geschlecht betrug der CDLQI 6,9 (SD 3,0), welches (gerundet) ebenfalls auf einen mittelmäßigen Einfluss der Psoriasis auf die Lebensqualität hindeutete. Der Unterschied zwischen den Geschlechtern war nicht signifikant ($\chi^2 = 11{,}93$, $p = 0{,}685$).

Tabelle 60: CDLQI Ergebnis nach Geschlecht (n = 84)

	Männlich	Weiblich	Gesamt
n	27	57	84
Mittelwert	6,9	7,8	7,6
Median	7,0	8,0	7,0
SD	3,0	3,6	3,5
Minimum	1	0	0
Maximum	14	15	16
95%-KI (Mittelwert)	5,7; 8,1	6,9; 8,8	6,8; 8,3

Quelle: Eigene Berechnung

Betrachtet man den CDLQI nach Altersklassen, so fällt auf, dass der Median des CDLQI mit ansteigender Altersklasse sank (Tabelle 61). Die Unterschiede bezüglich der Altersklassen waren allerdings statistisch nicht signifikant. Da die mittelmäßige Belastung der Psoriasis auf die Lebensqualität mit dem Intervall 7-12 definiert ist, ist für alle Altersklassen des Datensatzes im Durchschnitt ex definitione von einer mittelmäßigen Belastung der Lebensqualität durch die juvenile Psoriasis auszugehen.

Tabelle 61: Auswertung des CDLQI nach Altersklassen (n = 84)

	≤ 12	13-14	15-16	Gesamt
n	21	23	40	84
Mittelwert	8,7	7,9	6,8	7,6
Median	9,0	8,0	7,0	7,0
SD	3,3	3,4	3,5	3,5
Minimum	1,0	3,0	0,0	0
Maximum	14,0	15,0	15,0	16

Quelle: Eigene Berechnung

Detaillierte Ergebnisse der Berechnung des CDLQI in den einzelnen sechs Teilbereichen, welche durch die Entwickler Finlay und Lewis-Jones des CDLQI festgelegt wurden (siehe 2.1.3), befinden sich in Tabelle 62. Der höchste Teilscore für den CDLQI war in dem Bereich Symptome und Gefühle (1,9, SD 1,1) vorzufinden, was in etwa ein Drittel der maximal erreichten Punktzahl ausmachte. Der CDLQI für die Behandlung (0,9, SD 0,9) ergab 31,0% des Maximalwertes. Der CDLQI für Schule und Ferien (0,9, SD 0,8) erreichte 30,0% der Gesamtpunktzahl. Etwa ein Viertel des Gesamtpunktzahl war bei dem CDLQI für Schlaf (0,8, SD 0,8) vorzufinden. Die niedrigsten CDLQI waren zum einen der CDLQI für persönliche Beziehungen (1,2, SD 1,3) mit 20,4% und zum anderen der CDLQI für Freizeit (1,8, SD 1,3) mit

19,7% der möglichen Gesamtpunktzahl (Tabelle 62).

Tabelle 62: Ergebnisse des CDLQI für die juvenile Psoriasis nach Teilbereichen

CDLQI	MW ± SD	95% KI	Gesamtscore (%)
CDLQI Symptome und Gefühle	1,9 ± 1,1	1,70;2,20	32,1
CDLQI Behandlung	0,9 ± 0,9	0,75;1,12	31,0
CDLQI Schule und Ferien	0,9 ± 0,8	0,69;1,05	30,0
CDLQI Schlaf	0,8 ± 0,8	0,60;0,93	25,1
CDLQI Persönliche Beziehung	1,2 ± 1,3	0,95;1,50	20,4
CDLQI Freizeit	1,8 ± 1,3	1,52;2,07	19,7

Quelle: Eigene Berechnung

Betrachtet man die einzelnen 10 Fragen des CDLQI separat, so ist festzustellen, dass die Probleme durch die tägliche Behandlung, den Juckreiz und die Schmerzen sowie Beschimpfungen die größten Belastungen für die Kinder und Jugendlichen mit Psoriasis darstellten. Der größte Unterschied zwischen den Geschlechtern war bei der Frage nach der Rücksichtnahme hinsichtlich der Kleidung und den Schuhen aufgrund der Hauterkrankung. Diese Frage haben 21,0% der weiblichen Probanden und 7,4% der männlichen Probanden mit *„ziemlich oder sehr"* beantwortet.

Abbildung 28: Auswertung einzelner CDLQI-Fragen (ziemlich/sehr) nach Geschlecht (n = 84)

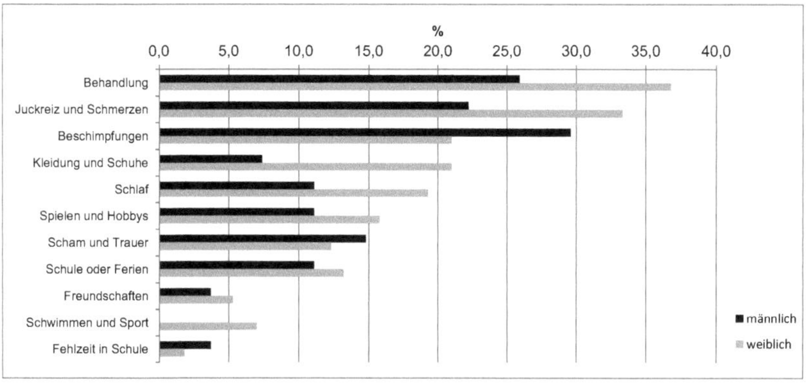

[Balkendiagramm mit folgenden Kategorien: Behandlung, Juckreiz und Schmerzen, Beschimpfungen, Kleidung und Schuhe, Schlaf, Spielen und Hobbys, Scham und Trauer, Schule oder Ferien, Freundschaften, Schwimmen und Sport, Fehlzeit in Schule; Legende: männlich, weiblich; X-Achse: 0,0 bis 40,0 %]

Quelle: Eigene Darstellung

3.3.5 Belastung und Auswirkungen auf die Eltern

Soziodemographie und Psoriasis in der Familie

Zur Charakterisierung der befragten Eltern (n = 66) wurden zunächst soziodemografische Angaben erhoben. Insgesamt 84,8% der Eltern gaben an, gesetzlich versichert zu sein. Darüber hinaus waren mehr als die Hälfte der Eltern (56,1%) beruflich als Angestellte tätig. Knapp die Hälfte der Eltern gab an, dass mindestens ein Elternteil ebenfalls von Psoriasis betroffen ist: Bei den befragten Eltern selbst waren es 22,7%, bei dem jeweils anderen Elternteil 16,7% und bei beiden Elternteilen 6,1%. Die Ergebnisse befinden sich in Abbildung 29.

Abbildung 29: Psoriasis bei Eltern (n = 66) von betroffenen Kindern und Jugendlichen

	Weiblich	Männlich	Gesamt
n	48	18	66
keiner von	60,4	38,9	54,5

beiden (%)			
selbst (%)	22,9	22,2	22,7
andere Elternteil (%)	10,4	33,3	16,7
beide (%)	6,3	5,6	6,1

Quelle: Eigene Berechnung

Die befragten Eltern gaben verschiedene Quellen für ihre Informationssuche hinsichtlich der Erkrankung ihrer Kinder an. In der nachstehenden Tabelle 63 sind zum einen die durchschnittlichen Ränge (Rang 1 - Rang 9) und zum anderen und die relativen Häufigkeiten der genutzten Medien angegeben.

Tabelle 63: Quellen der Informationssuche seitens der Eltern (n = 66)

(1 = höchster Rang, ..., 9 = niedrigster Rang)	n	MW ± SD	Anteil
Internet	54	1,5 ± 0,8	81,8
Arzt	41	2,5 ± 1,4	62,1
Zeitung	30	2,6 ± 1,9	45,5
Bücher	25	2,9 ± 1,4	37,9
Radio/Fernsehen	20	3,7 ± 3,0	37,9
Organisationen	16	4,4 ± 1,8	24,2
Krankenkasse	16	6,1 ± 4,6	24,2
Selbsthilfegruppen/andere Patienten	15	3,9 ± 1,9	22,7
Bekannte/Familie	14	3,9 ± 1,8	21,2

Quelle: Eigene Berechnung

Des Weiteren wurde nach der Belastung der Eltern aufgrund der Psoriasis ihrer Kinder gefragt. Die Ergebnisse sind in der folgenden Tabelle 64 aufgelistet. Insgesamt waren die psychischen Beschwerden (Median = ziemlich) der Kinder und Jugendlichen für die Eltern belastender als die körperlichen Beschwerden (Median = mittelmäßig). Die zusätzlichen Kosten durch die Erkrankung ihrer Kinder wurden als mittelmäßig bis ziemlich (= Median) belastend bewertet. Die Auswirkungen der Psoriasis auf die Beziehung zu dem Kind wurden als mittelmäßig (= Median) eingestuft. Die negative Beeinflussung der Eltern aufgrund von Sorgen über die Zukunft des Kindes ist als kritisch (Median = ziemlich) bewertet worden. Das Risiko zur Vererbung bzw. die Auswirkungen auf die Familienplanung belasten die Eltern hingegen weniger (= Median). Die Belastungen durch die Reaktion des Umfeldes in der Öffentlichkeit als auch der für die Behandlung erforderliche Zeitaufwand stellten für die Eltern in der durchgeführten Befragung eine mittlere Belastung (Median = mittelmäßig) dar. Der Unterschied zwischen den Geschlechtern bei den Eltern war nicht signifikant.

Tabelle 64: Belastung der Eltern (n = 66) durch die Psoriasis ihrer Kinder

(1 = gar nicht, 2 = etwas, 3 = mittelmäßig, 4 = ziemlich, 5= sehr)	Median	(ziemlich/sehr) %
Zukunft des Kindes mit seiner Erkrankung	4,0	59,1
Psychische Beschwerden des Kindes	4,0	57,6
Körperliche Beschwerden des Kindes	3,0	46,9
Zusätzliche Kosten für Behandlung	3,5	50,0
Erforderliche Zeitaufwand für Behandlung	3,0	43,9
Reaktion des Umfeldes in der Öffentlichkeit	3,0	37,9
Problematische Beziehung zum Kind	3,0	36,4
Risiko der Vererbung/Auswirkungen auf Familienplanung	2,0	34,8

Quelle: Eigene Berechnung

Die Belastungen der Eltern hinsichtlich der Psoriasis der Kinder und Jugendlichen sind zusätzlich in Form von Box-Plots in Abbildung 30 visualisiert. In der Abbildung können der Median und die Streuung der Antworten miteinander vergleichen werden.

Abbildung 30: Belastungen der Eltern (n = 66) der betroffenen Kinder und Jugendlichen

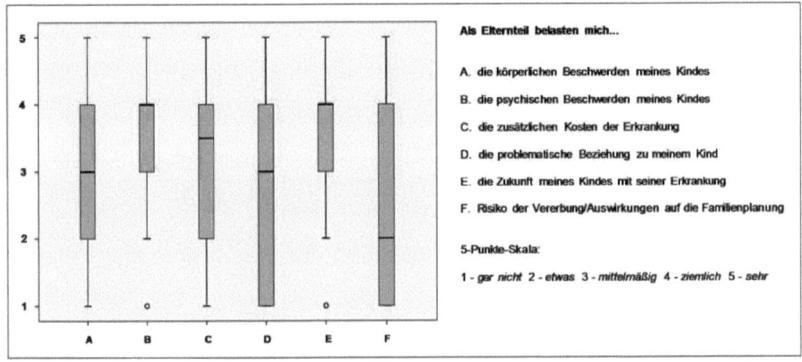

Quelle: Eigene Darstellung

Die Psoriasis der Kinder hatte ebenfalls Auswirkungen auf das Berufsleben der Eltern. Die Eltern gaben an, dass die Erkrankung ihrer Kinder dazu führt, dass ihre beruflichen Ziele ziemlich (= Median) in den Hintergrund gerückt sind. Die Flexibilität im Beruf und Konzentration auf die eigene Arbeit war für die Eltern durch die Psoriasis ihrer Kinder mittelmäßig (= Median) eingeschränkt. Die Eltern gaben an, aufgrund der Psoriasis ihrer Kinder ebenfalls beruflich etwas (= Median) kürzer treten zu müssen. Die geschlechtsspezifischen Unterschiede der Eltern waren bei allen Fragen nicht signifikant.

Tabelle 65: Auswirkungen der juvenilen Psoriasis auf das Berufsleben der Eltern (n = 66)

(1 = gar nicht, 2 = etwas, 3 = mittelmäßig, 4 = ziemlich, 5 = sehr)	MW ± SD	Median	ziemlich/sehr (%)
Berufliche Ziele in Hintergrund gerückt	3,2 ± 1,5	4,0	57,6
Beruflich weniger flexibel geworden	2,9 ± 1,6	3,0	42,4
Konzentration auf der Arbeit nachgelassen	2,7 ± 1,4	3,0	36,4
Beruflich öfters kürzer getreten	2,6 ± 1,5	2,0	34,9

Quelle: Eigene Berechnung

Die beruflichen Fehltage aufgrund der Psoriasis ihrer Kinder gaben die Eltern im Durchschnitt mit 5,4 (SD 6,3) Tagen für das Jahr 2009 an (Tabelle 66). Der Unterschied zwischen den Geschlechtern war nicht signifikant (χ^2 =11,5, p =0,489).

Tabelle 66: Berufliche Fehltage der Eltern (n = 66) aufgrund der Psoriasis der Kinder

	Männer	Frauen	Gesamt
n	18	48	66
Mittelwert	5,4	5,3	5,4
Median	3,5	3,0	3,0
SD	5,8	6,6	6,3
Minimum	0	0	0
Maximum	20	20	20

Quelle: Eigene Berechnung

4. Diskussion

4.1 Epidemiologie

Prävalenzen

Aufgrund fehlender epidemiologischer Studien kann die genaue Anzahl der Kinder und Jugendlichen mit Psoriasis in Deutschland bis heute nur geschätzt werden (Benoit 2009). In der internationalen Literatur schwankt die Prävalenz der juvenilen Psoriasis zum Teil erheblich und wird mit 0,1% - 3,0% angegeben (Farber 1974, Nyfors 1975, Loeffel 1978, Farber 1998, Farber 1999, Gelfand 2005, Augustin 2010, Schäfer 2011). Bei der Erhebung der Prävalenz der juvenilen Psoriasis kommt erschwerend hinzu, dass die Psoriasis im Kindes- und Jugendalter meist eine milde Verlaufsform aufweist und eine entsprechende verlässliche Diagnose nicht immer gegeben ist (Burden 1999). Ferner kann die Schuppenflechte im Kindes- und Jugendalter an verborgenen Stellen vorzufinden sein, so dass sich die Diagnosestellung des Arztes als schwierig herausstellen kann. So kommt es nicht selten vor, dass einige Diagnosen insbesondere beim Kinder- oder Hausarzt eher zufällig gestellt werden (Deutscher Psoriasis Bund 2011a).

Anhand des vorliegenden Datensatzes der Gesetzlichen Krankenversicherung mit 6,7 Mio. Versicherten wurde in der vorliegenden Studie eine alters- und geschlechtsadjustierte Ein-Jahres-Prävalenz der gesamten Versichertenkohorte von 2,1% errechnet. Dieser Wert entspricht annähernd der Prävalenz von 1,5-2%, welche in der Literatur vorzufinden ist (Nast 2011). Für Kinder und Jugendliche mit Psoriasis (Alter $\leq$ 18) wurde eine Prävalenz von 0,4% ermittelt. Dabei konnte die Psoriasis bei den identifizierten Kinder und Jugendlichen in jedem Altersjahr vorgefunden werden. Dies deckt sich inhaltlich mit internationalen Studien, bei denen ebenfalls erwähnt wurde, dass die juvenile Psoriasis zum einen in jedem Altersjahr auftreten kann und zum anderen in seltenen Fällen sogar schon bei der Geburt vorliegt (Fond 1999, Rayhaudburi 2000, Lehman 2008). Betrachtet man die Prävalenz in Abhängigkeit des Alters, so konnte ein nahezu linearer Anstieg mit zunehmenden Lebensjahren festgestellt werden. Der Anstieg der Prävalenz kann darauf zurückzuführen sein, dass gerade in jungen Jahren mit zunehmendem Alter die Chance der Erkennung und Diagnosestellung der Erkrankung seitens der Ärzte wächst. Ein weiterer Grund ist, dass es sich bei der juvenilen Psoriasis um eine chronische Erkrankung handelt, so dass die Prävalenz mit zunehmendem Alter ansteigt, da immer neue Fälle zu den bereits Erkrankten hinzukommen. In dem vorliegenden Datensatz war die Prävalenz der juvenilen Psoriasis beim weiblichen Geschlecht mit 0,44% signifikant höher als beim männlichen Geschlecht mit 0,35%. In zahlreichen Studien zur juvenilen Psoriasis wurde ebenfalls aufgezeigt, dass das weibliche Geschlecht häufiger als das männliche Geschlecht betroffen ist (Farber 1966, Verbov 1992, Rayhaudburi 2000, Gelfand 2005, Augustin 2010). Zusammenfassend zeigen die Ergebnisse des vorliegenden Datensatzes, dass die juvenile Psoriasis a) in jedem Alter auftreten kann, b) mit steigendem Alter mehr Kinder und Jugendliche betrifft c) das weibliche Geschlecht häufiger betroffen ist als das männliche Geschlecht. Im Rahmen der Studie wurde durch eine Hochrechnung auf Basis der SA 40 darüber hinaus errechnet, dass im Jahre 2007 schätzungsweise knapp 50.000 Kinder und Jugendliche in der Gesetzlichen Krankenversicherung in Deutschland von Psoriasis betroffen waren.

Die vorliegende Studie lässt sich direkt mit zwei vorigen Studien vergleichen. Hierbei handelt es sich um Studien aus Deutschland und dem Vereinigten Königreich. In der Studie von Augustin et al. aus Deutschland wurden 1,3 Millionen Versicherte in Krankenkassendaten einer überregionalen gesetzlichen Krankenversicherung aus dem Jahre 2005 untersucht (Augustin 2010). In der Studie von Gelfand et al. aus dem Vereinigten Königreich wurden Daten der General Practice Research Database mit 7,5 Millionen Versicherten aus den Jahren 1987 bis 2002 analysiert (Gelfand 2005). Eine Gegenüberstellung der vorliegenden Studien mit den jeweiligen Prävalenzen ist in Tabelle 67 aufgeführt. Die errechnete Prävalenz wurde zum Vergleich mit den anderen beiden Studien (analog zum Vergleich in der Veröffentlichung von Augustin 2010) in zwei Altersklassen (0-9 Jahre und 10-19 Jahre) umgerechnet (Tabelle 67).

Tabelle 67: Vergleich der Prävalenzen von Studien zur juvenilen Psoriasis

	Gelfand et al. 2005	Augustin et al. 2010	Aktuelle Studie 2012
Gesamtprävalenz	1,5	2,5	2,1
0-9 Jahre	0,55	0,37	0,18
10-19 Jahre	1,37	1,01	0,83
<18 Jahre	k.A.	0,71	0,40
Stichprobe (in Mio.)	*7,5*	*1,3*	*6,7*

Quelle: Gelfand 2005, Augustin 2010 sowie eigene Berechnung

Hierbei fällt auf, dass die Gesamtprävalenz in den deutschen Studien zwar höher ist als in der britischen Studie, wobei die Prävalenzen für die Kinder und Jugendlichen in den deutschen Studien jeweils niedriger sind. Vergleicht man die beiden deutschen Studien mit der Studie aus dem Vereinigten Königreich, so konnten in den deutschen Studien aufgrund der Ein-Jahres-Betrachtung nur die Versicherten identifiziert werden, die mindestens einen Arztkontakt in dem vorliegenden Jahr hatten. Der Unterschied zwischen den Prävalenzen in den vorgestellten drei Studien untereinander kann aufgrund potenzieller (nicht offenkundiger) Unterschiede in der Methodik der einzelnen

Studien nicht abschließend geklärt werden.
Ansätze zur Erklärung der niedrigeren Prävalenz in der vorliegenden Studie könnten sein: Es wurden lediglich gesicherte Diagnosen im ambulanten Bereich genutzt, die ca. 80% aller Psoriasis Diagnosen für Kinder und Jugendliche (Alter ≤ 18) ausmachten. Eine Gegenüberstellung der beiden deutschen Studien lässt schlussfolgern, dass die Prävalenz der Kinder und Jugendlichen in Deutschland zwischen 0,4% und 0,7% (0-9 Jahre: 0,2-0,4%, 10-19 Jahre: 0,8-1,0%) liegen muss. Erste Ergebnisse einer weiteren deutschen Studie mit GKV-Routinedaten wurden Ende 2011 bei einem Versorgungsforschungskongress vorgestellt. Für den Beobachtungszeitraum 2009 wurden Routinedaten der damaligen Gmünder ErsatzKasse (GEK) von knapp 300.000 Kindern und Jugendlichen untersucht. Die Prävalenz bei den unter 18-Jährigen betrug 0,45% (Kämpfe 2011). Dieses Ergebnis der methodisch ähnlichen Untersuchung unterstreicht die Prävalenz der hier vorgestellten Studie.

Eine weitere Studie von De Jager et al. aus den Niederlanden geht auf Basis einer Hochrechnung von einer Primärdatenerhebung von einer Prävalenz von 0,4% bei Kindern von 0-10 Jahren und 1,1% bei Kindern und Jugendlichen von 11-19 Jahren aus (De Jager 2009a). Aufgrund der relativ kleinen Stichprobe von Ärzten (n = 73) soll diese Studie der Vollständigkeit halber erwähnt werden, wobei auf die Ergebnisse im Folgenden nicht weiter eingegangen wird.

4.2 Krankheitsbild

Erkrankungsbeginn

Innerhalb der Ärztebefragung lag der Erkrankungsbeginn der Kinder und Jugendlichen mit Psoriasis im Durchschnitt bei 8,7 (SD 4,1) Jahren. Beim weiblichen Geschlecht war der Erkrankungsbeginn etwa ein halbes Jahr früher als beim männlichen Geschlecht. Bei der Befragung der Kinder und Jugendlichen lag das durchschnittliche Alter bei der Ersterkrankung bei 9,8 (SD 4,4) Jahren. Im Unterschied zu der Befragung der Ärzte war der durchschnittliche Erkrankungsbeginn beim männlichen Geschlecht mit 0,8 Jahren etwas früher als beim weiblichen Geschlecht. Die geschlechtsspezifischen Unterschiede waren in beiden Teilstudien nicht signifikant.

In der Literatur geht man analog zum Ergebnis der befragten Ärzte von einem früheren Erkrankungsalter beim weiblichen Geschlecht aus (Traupe 2002). Darüber hinaus ist in der Literatur beschrieben, dass sich die Psoriasis in 30-35% aller Fälle vor dem 20. Lebensjahr manifestiert (Farber 1999, Sticherling 2006). Grundsätzlich ist davon auszugehen, dass ein früher Krankheitsbeginn mit einer schwierigeren Therapie der Psoriasis assoziiert ist (Kundakci 2002).

Familienanamnese

Die Ergebnisse zur Psoriasis in der Familie deuten darauf hin, dass es ein familiäres Risiko zur Erkrankung an der Psoriasis gibt. Bei der Ärztebefragung wurde bei 52,9% der Kinder und Jugendlichen eine positive Familienanamnese festgestellt. In 39,8% der Fälle trat die Psoriasis bei den Eltern, in 10,6% bei sonstigen Familienmitgliedern (oftmals Großeltern) und in 8,6% bei Geschwistern auf. Bei der Befragung der Kinder und Jugendlichen gaben 21,3% der Probanden mit Geschwistern an, dass mindestens ein Geschwisterteil ebenfalls an Psoriasis erkrankt ist. Die Unterschiede zwischen den Geschlechtern waren in beiden Studien nicht signifikant. In der Literatur wird ebenfalls ein Zusammenhang von Psoriasis in der Familie und der Psoriasis im Kindes- und Jugendalter berichtet (Nanda 2000, Raychaundhuri 2000, Rogers 2002, Brockow 2006, Altobelli 2007, Benoit 2007, Belazarian 2008). Grundsätzlich geht man von einem Risiko von 10-25% bei einem betroffenen Elternteil und 50-70% bei zwei betroffenen Elternteilen aus

(Swanbeck 1994, Proudfoot 2009).

Klinische Formen

Die klinischen Formen der juvenilen Psoriasis wurden bei der Sekundärdatenanalyse auf Basis von ICD-Codes ausgewertet, während bei der Befragung der Ärzte die klinischen Formen direkt abgefragt wurden. Bei der Befragung der Kinder und Jugendlichen wurde nach den klinischen Formen der Psoriasis nicht explizit gefragt.

a) **Psoriasis vulgaris:** Die Psoriasis vulgaris (L40.0 - analog: Plaque Psoriasis) ist die häufigste Manifestationsform in den vorliegenden Teilstudien. In den Sekundärdaten konnte diese Form bei knapp der Hälfte der Versicherten (46,3%) im ambulanten Bereich festgestellt werden. Im stationären Bereich war die Psoriasis vulgaris mit 39,8% ebenfalls die am häufigsten kodierte Form. Bei der Ärztebefragung wurde diese mit 69,3% bei den eingeschlossenen Patienten ebenfalls am häufigsten kodiert. In der Literatur wird die Psoriasis vulgaris ebenfalls als häufigste Manifestationsform der juvenilen Psoriasis beschrieben (Farber 1999, Nanda 2000, Morris 2001, Lewkowitz 2004, Sticherling 2007, Belazarian 2008). Im Vergleich zur Psoriasis bei Erwachsenen ist die Schuppung und Infiltration der Psoriasis vulgaris bei Kindern und Jugendlichen meist geringer ausgeprägt als bei Erwachsenen (Benoit 2009).

b) **Psoriasis capitis:** Die Psoriasis capitis (Kopfhautpsoriasis) war bei der Ärztebefragung mit 38,1% die zweithäufigste Form der Psoriasis. Weiter gaben die Ärzte an, dass der Kopf bei 63,1% der eingeschlossenen Patienten als primär betroffene Körperstelle gilt. Zwar wurde bei der Befragung der Kinder und Jugendlichen auf die Angabe der klinischen Form verzichtet, jedoch war bei den betroffenen Körperstellen die Kopfhaut mit 78,6% die am häufigsten befallene Körperstelle. In den Sekundärdaten konnte lediglich nach den verfügbaren ICD L40.x ausgewertet werden, so dass die Psoriasis capitis in den Sekundärdaten als eine Teilmenge unter L40.9 (Psoriasis, nicht näher bezeichnet) zu vermuten ist und nicht differenziert aufgeführt werden kann. In der Literatur wird bestätigt, dass bei Kindern und Jugendlichen oftmals ein ausgeprägter Befall der Kopfhaut mit starker Schuppung vorzufinden ist (Mrowietz 2006).

c) **Psoriasis guttata:** Die Psoriasis guttata (L40.4) wurde in den Sekundärdaten im ambulanten Bereich bei lediglich 1,5% und im stationären Bereich bei 6,5% der jeweils behandelten Personen kodiert. Bei der Ärztebefragung wurde die Psoriasis guttata als dritthäufigste Manifestation mit 14,3% genannt. In der Literatur wird die Psoriasis guttata bei Kindern häufiger beobachtet als bei Erwachsenen und zählt neben der Psoriasis vulgaris zu den häufigsten Manifestationsformen (Morris 2001, Lewkowitz 2004, Belazarian 2008).

d) **Psoriasis-Arthritis:** Die Psoriasis-Arthritis (L40.5 Psoriasis-Arthropathie) wurde in den Sekundärdaten im ambulanten Bereich bei lediglich 2,5% und im stationären Bereich bei 29,3% der jeweils behandelten Kinder und Jugendlichen identifiziert. Die Psoriasis-Arthritis war die zweithäufigste Ursache (nach Psoriasis vulgaris) für eine stationäre Behandlung der Psoriasis innerhalb der Sekundärdaten. Bei der Ärztebefragung wurde die Psoriasis-Arthritis lediglich bei 1,6% der eingeschlossenen Patienten angegeben. Die Ärzte gaben allerdings bei 5,4% der eingeschlossenen Patienten eine Gelenkbeteiligung als Komorbidität an. Bei den Kindern und Jugendlichen wurde nicht explizit nach der Psoriasis-Arthritis gefragt, jedoch gaben 12,0% an, dass sie oft oder immer an Gelenkschmerzen leiden. In der Literatur variiert die Psoriasis-Arthritis mit einer Prävalenz von 6-42% (Gladman 2005, Benoit 2009) und manifestiert sich bei Kindern und Jugendlichen (im Gegensatz zu Erwachsenen) oftmals vor der Psoriasis (Southwood 1989). Der genaue

Zusammenhang zwischen Psoriasis und Psoriasis-Arthritis ist nach wie vor ungeklärt (Petty 2004, Sticherling 2009).

e) **Nagelpsoriasis:** Da die Nagelpsoriasis über keinen eigenständigen ICD-Code verfügt, können hierzu keine Rückschlüsse aus der Auswertung der Routinedaten gezogen werden. Bei der Ärztebefragung wurde die Nagelpsoriasis bei 3,3% der eingeschlossenen Patienten diagnostiziert. Bei der Befragung der Kinder und Jugendlichen gaben sogar 20,5% an, dass ihre Nägel von der Psoriasis betroffen sind. Der große Unterschied zwischen den beiden Primärdatenerhebungen kann nicht abschließend geklärt werden. In Publikationen wird dargelegt, dass eine Veränderung der Nägel der Manifestation auf der Haut vorausgehen kann (Benoit 2009). Die Nägel sind demnach bei etwa 7-40% der Kinder und Jugendlichen mit Psoriasis betroffen (Lewkowitz 2001, Kumar 2004). Andere Psoriasis-Formen wie beispielsweise die pustulösen Formen sind bei Kindern und Jugendlichen eher selten anzutreffen (Benoit 2007, Marcoux 2002, Sticherling 2009) und wurden im Rahmen der Studie nicht näher betrachtet.

Betroffene Körperstellen

Bei der Befragung der Kinder und Jugendlichen waren im Durchschnitt 3,4 (SD 2,0) Körperstellen der Kinder und Jugendlichen von der Psoriasis befallen. Im Rahmen der Ärztebefragung waren bei den Patienten durchschnittlich 3,6 (SD 2,2) Körperstellen von der Psoriasis betroffen. Insbesondere folgende Körperstellen waren sowohl bei der Befragung der Ärzte (erste Prozentzahl) als auch bei der Befragung der Kinder und Jugendlichen (zweite Prozentzahl) in absteigender Reihenfolge betroffen: Kopfhaut (63,1% bzw. 78,6%), Beine (56,1% bzw. 57,3%), Arme (56,6% bzw. 46,2%), Rücken (37,3% bzw. 30,8%), Brust/Bauch (36,9% bzw. 27,4%), Gesicht (21,7% bzw. 23,9%) und Nägel (7,8% bzw. 20,5%).

Diese Ergebnisse decken sich weitestgehend mit den Ausführungen in der Literatur. Die Kopfhaut gilt grundsätzlich als die am häufigsten befallen Körperstelle der juvenilen Psoriasis (Farber 1999, Nanda 2000, Seyhan 2006). In Abgrenzung zur Psoriasis bei Erwachsenen ist das Gesicht bei Kindern und Jugendlichen ebenfalls häufiger betroffen. Der häufige Befall des Rumpfs, der Extremitäten und des Kopfes findet sich ebenso in einigen Studien zur juvenilen Psoriasis wieder (Howard 1998, Farber 1999, Burden 1999, Rogers 2002, Proudfoot 2009). Im Vergleich zu Erwachsenen ist der Befall von Nägeln bei Kindern und Jugendlichen mit Psoriasis häufiger anzutreffen (Sticherling 2009).

Symptomatik
Die befragten Ärzte gaben an, dass bei 65,2% der eingeschlossenen Fälle Juckreiz und bei 42,2% Kratzspuren vorlagen. Bei der Befragung der Kinder und Jugendlichen beklagten sich insgesamt 71,8% über Juckreiz und 30,8% über Kratzspuren. Die geschlechtsspezifischen Unterschiede waren in beiden Teilstudien nicht signifikant. Juckreiz ist ein häufiger Begleitaspekt der juvenilen Psoriasis, wobei laut Literatur etwa 20-70% der Kinder und Jugendlichen mit Psoriasis davon betroffen sind. Dies macht für den behandelnden Arzt eine Abgrenzung zur Neurodermitis oftmals schwierig (Sticherling 2009). Die Linderung des Juckreizes ist eine der vordergründigen Therapieziele bei der juvenilen Psoriasis (Benoit 2009). Dies kann insbesondere dadurch erreicht werden, dass zum einen die Schuppung reduziert wird und zum anderen die Psoriasis an sichtbaren Hautarealen vermindert wird (Mrowietz 2006). Die Stärke des Juckreizes wird durch die Kinder und Jugendlichen subjektiv sehr unterschiedlich wahrgenommen (Brockow 2006).

Triggerfaktoren

Die befragten Ärzte gaben bei 5,4% der Kinder und Jugendlichen einen Raucherstatus und bei 3,8% einen Alkoholkonsum an. Bei der Befragung der Kinder und Jugendlichen gaben 12,0% an, dass sie Zigaretten rauchen und 9,4%, dass sie Alkohol konsumieren. Sowohl Alkohol als auch Nikotinkonsum gelten als Triggerfaktoren der Psoriasis bei Kindern und Jugendlichen (Belazarian 2008). Weitere Trigger die in der Literatur vorzufinden sind, sind Infektionen (Streptokokkeninfekte), Übergewicht, Stress und psychologische Faktoren (Farber 1966, Verbov 1992, Hampel 1999, Raychadburi 2000, Barisic-Drusko 2001, Naldi 2005, Picardi 2005, Seyhan 2006, Belazarian 2008, Sticherling 2009). Hierbei ist zu erwähnen, dass die Wirkrichtung des Zusammenhangs nicht abschließend geklärt werden kann. Ein erhöhter Alkoholkonsum bzw. ein verstärktes Rauchverhalten kann auf der einen Seite ein Auslöser für die juvenile Psoriasis sein und auf der anderen Seite eine Reaktion auf die Belastung durch die Erkrankung darstellen.

Schweregrad der juvenilen Psoriasis

Eine allgemein gültige Definition für den Schweregrad der Psoriasis liegt nach herrschender Meinung bislang nicht vor, so dass eine Einschätzung des Schweregrades durch die in Kapitel 1.5 vorgestellten Messmethoden bzw. Indizes vorgenommen werden muss (Nast 2006). Bei der Ermittlung des Schweregrades im Rahmen der Diagnostik gaben 95,5% der befragten Ärzte an, den Schweregrad der Psoriasis durch den eigenen persönlichen Befund zu ermitteln. Als Messmethode wurde bei Dreiviertel der Ärzte der PASI-Index genannt. Bei weniger als der Hälfte der Ärzte wird der KOF/BSA verwendet, der die einfachste Methode zur Schätzung des Schweregrades aufweist. Zur Bestimmung des Nagelbefalles wurde bei 17,4% der Kinder und Jugendlichen der NAPSI und in 13,4% der Betroffenen der CDLQI verwendet. Bezüglich des vorgefundenen Schweregrades schätzten die Ärzte für ihr Patientenkollektiv bei 53,4% einen leichten, bei 31,3% einen mittleren und bei 15,0% einen schweren Schweregrad. Bei den eingeschlossenen Patienten wurden meist der PASI-Index und der KOF/BSA angegeben. Der durchschnittliche PASI-Index lag bei den Versicherten zuletzt bei 8,4 (SD 11,0) und der KOF/BSA bei 7,1 (SD 9,8). Bei der Befragung der Kinder und Jugendlichen kann lediglich der CDLQI als Maß für den Schweregrad der juvenilen Psoriasis verwendet werden. Dieser lag in der vorliegenden Studie bei 7,6 Punkten, was auf eine mittelmäßige Belastung der Lebensqualität hindeutet (siehe Kapitel 4.6).

An dieser Stelle ist zu erwähnen, dass neben den vorgestellten Messmethoden bzw. Indizes noch weitere Aspekte für den Schweregrad der Psoriasis eine Rolle spielen. Hierzu zählen insbesondere Sichtbarkeit der Erkrankung (beispielsweise im Gesicht), Symptome wie Juckreiz und Kratzspuren, das Ansprechen auf die Therapie sowie stationäre Aufenthalte aufgrund der Erkrankung (Nast 2006).

4.3 Versorgung

Dauer zwischen Symptombeginn und Erstdiagnose

Die Dauer zwischen Symptombeginn und der Erstdiagnose betrug in der Ärztebefragung im Durchschnitt 0,7 (SD 1,9) Jahre. Bei der Befragung der Kinder und Jugendlichen waren es im Durchschnitt 1,8 (SD 2,3) Jahre. Die Unterschiede zwischen den Geschlechtern waren nicht signifikant. Grundsätzlich sollte die Dauer zwischen dem Symptombeginn und der Erstdiagnose beim Arzt möglichst kurz sein, um durch die Therapie Abhilfe zu verschaffen und einem ungünstigeren Krankheitsverlauf entgegen wirken zu können. Vergleichswerte in der Literatur liegen nicht vor.

Arztkontakte

Die Analyse der Sekundärdaten hat ergeben, dass bei den Kindern und Jugendlichen mit Psoriasis im Durchschnitt 1,9 (SD 1,4) ambulante Arztkontakte aufgrund der Psoriasis pro Jahr kodiert wurden. Die meisten Diagnosen wurden im ersten Quartal des Jahres und die wenigsten im dritten Quartal gestellt, welches zum einen auf die positive Auswirkung der Sonneneinstrahlung und zum anderen auf die allgemeine Ferienzeit und somit saisonal bedingten Rückgang der Arztbesuche zurückgeführt werden kann. Bei der Ärztebefragung waren es durchschnittlich 2,4 (SD 2,1) Arztkontakte pro Quartal. Bei der Befragung der Kinder und Jugendlichen wurden durchschnittlich 6,4 (SD 6,3) Arztkontakte pro Jahr angegeben. Der große Unterschied zwischen den Sekundärdaten und den Primärdaten kann darin begründet sein, dass der Arzt womöglich nicht bei jedem Besuch erneut eine gesicherte L40.x Diagnose kodiert und es somit zu einer niedrigeren Anzahl der Arztkontakte als bei der direkten Abfrage durch den behandelnden Arzt kommt. In der Literatur zur juvenilen Psoriasis finden sich keine Angaben zu den Arztkontakten der Kinder und Jugendlichen mit Psoriasis. Hier sind weitere Studien nötig, um die vorliegenden Ergebnisse diskutieren zu können.

Behandlungsort

Die vorliegende Studie zeigt, dass die meisten Kinder und Jugendlichen mit Psoriasis in Deutschland bei den Dermatologen behandelt werden. So erfolgte der Rücklauf der Fragebögen der Ärzte überwiegend von Dermatologen (Rücklauf: 9,7% der Ärzte bzw. 8,0% der versendeten Fragebögen B) und lediglich ein geringerer Teil von Pädiatern (Rücklauf: 1,9% der Ärzte bzw. 1,2% der versendeten Fragebögen B). Im Rahmen der Angaben zum Patientenkollektiv konnte ebenfalls festgestellt werden, dass die Dermatologen in ihrem Patientenkollektiv mit durchschnittlich 17,7 behandelten Kindern und Jugendlichen eine etwa dreifach höhere Anzahl aufwiesen, als die befragten Pädiater mit durchschnittlich 5,6 Kindern und Jugendlichen. In dem patientenindividuellen Teil der Ärztebefragung wurde dies ebenfalls deutlich, indem ein Großteil der eingeschlossenen Patienten (76,6%) beim Dermatologen behandelt wurde, während lediglich ein Viertel der Kinder und Jugendlichen (23,4%) beim Pädiater behandelt wurde. Dabei kam in den meisten Fällen (66,0%) ein direkter Kontakt zustande. Bei den Dermatologen wurden die meisten Kinder und Jugendlichen zum jeweils gleichen Anteil von Allgemeinmedizinern/Hausärzten und Pädiatern überwiesen. In den Fällen, bei denen eine Überweisung stattfand, gaben die Ärzte die Diagnosesicherung, Mitbehandlung und die Abklärung der Fokussuche an. In 2,5% der Fälle wurde der Rheumatologe aufgrund einer möglichen Gelenkbeteiligung herangezogen. Bei 73,7% der eingeschlossenen Patienten waren keine weiteren Facharztbesuche notwendig.

Bei der Befragung der Kinder und Jugendlichen zeigte sich ebenfalls, dass ein Großteil der Kinder und Jugendlichen beim Dermatologen (56,5% antworteten mit immer oder häufig) behandelt wurde. Insgesamt wurden der Allgemeinmediziner mit 11,5% und der Pädiater mit 3,5% durch die Kinder und Jugendlichen angegeben.

Zusammenfassend kann festgehalten werde, dass die Versorgung der juvenilen Psoriasis überwiegend von Dermatologen übernommen wird, gefolgt von Allgemeinmedizinern und Pädiatern. In schweren Fällen werden die Kinder und Jugendlichen ebenso in Klinikambulanzen und stationären Einrichtungen (meist Hautkliniken) versorgt. In der Literatur sind wenige Vergleichsdaten zu finden. In einer Studie für Psoriasis wurde aufgezeigt, dass gleich viele Patienten durch Dermatologen und Allgemeinmediziner behandelt werden (Traupe 2002).

4.4 Therapieansätze

Im Folgenden werden zunächst die einzelnen Wirkstoffe und Therapieformen, die bei der juvenilen Psoriasis im Rahmen der Studie angewendet wurden, gegenübergestellt und im Anschluss diskutiert. Bei dem Vergleich ist zu beachten, dass bei den Sekundärdaten die „*Medikation mit Corticosteriode*" und die „*Medikation ohne Corticosteriode*" aus Übersichtsgründen bei der Darstellung der Ergebnisse separat betrachtet wurden (siehe Kapitel 3.1.3).

Diskussion zur topischen Therapie

Die wesentlichen topischen Therapieansätze für die juvenile Psoriasis in den drei Teilstudien waren:

Corticosteroide: Die Ergebnisse der drei Teilstudien zeigen, dass Corticosteroide die häufigste Behandlung für Kinder und Jugendliche mit juveniler Psoriasis darstellten. Im Rahmen der Sekundärdatenanalyse wurde darüber hinaus festgestellt, dass insgesamt 72,2% der Kinder und Jugendlichen mit meist mittelstarken und starken Corticosteroiden behandelt wurden. Bei der Befragung der Ärzte waren die Corticosteroide ebenfalls mit 80,3% die häufigste Behandlung für die juvenile Psoriasis. Die Befragung von Kindern und Jugendlichen zeigte ebenfalls, dass die meisten der Patienten (47,9%) mit Corticosteroiden behandelt wurden. In der Literatur werden Corticosteroide ebenso als häufigste Behandlungsmöglichkeit der juvenilen Psoriasis genannt. Dabei ist insbesondere bei Kindern und Jugendlichen der Nutzen des Wirkstoffes zum Behandlungsrisiko abzuwägen (Lukas 2006 und Sticherling 2009).

Vitamin-D3-Analoga: Vitamin D3-Analoga (Calcipotriol, Calcitriol und Tacalcitol) zählen ebenfalls zu den häufigsten topischen Behandlungen der juvenilen Psoriasis. Bei der Sekundärdatenanalyse zeigte sich, dass Vitamin-D3-Analoga die zweithäufigste Behandlung der juvenilen Psoriasis darstellten und innerhalb der Wirkstoffe (ohne Corticosteroide) mit 60,3% die größte Gruppe bildeten. Dabei wurde Calcipotriol und Calcitriol (48,2%) mehr als dreimal mehr verschrieben als Tacalcitol (12,1%). Bei der Befragung der Ärzte stellten die Vitamin-D3-Analoga die zweithäufigste Behandlung (47,5%) für die juvenile Psoriasis dar. Innerhalb der Befragung der Kinder und Jugendlichen waren die Vitamin-D3-Analoga die zweithäufigste Behandlung (24,8%), welche für die juvenile Psoriasis eingesetzt wurde. Für die Psoriasis stehen grundsätzlich die Vitamin-D3-Analoga Calcipotriol, Tacalcitol und Calcitriol zur Verfügung. Wissenschaftliche Studien zur Anwendung bei Kindern und Jugendlichen liegen insbesondere für Calcipotriol vor (Darley 1996 und Oranje 1997). Die Vitamnin-D3-Analoga werden bei leichter bis mittelschwerer Psoriasis angewendet (Benoit 2009). Während Calcitriol für diese Altersgruppe nicht zugelassen ist, kann Calcipotriol (Salbe ab 6. Lebensjahr) und Tacalcitol (ab 12. Lebensjahr) mit Einschränkungen bei der Anwendungsdauer sowie der zu behandelnden Körperoberfläche angewendet werden (Sticherling 2007 und Benoit 2009).

Harnstoff: Harnstoff war bei den Sekundärdaten insgesamt an dritter Stelle und machte 7,3% der Medikation (ohne Corticosteroide) aus. Bei der Ärzteumfrage belegte Harnstoff mit 37,7% den vierten Platz. Die Umfrage bei den Kindern und Jugendlichen zeigte, dass Harnstoff mit 18,8% als dritthäufigste Behandlung der juvenilen Psoriasis verschrieben wurde. Harnstoff ist bei der juvenilen Psoriasis ein gängiges Therapeutikum, wobei zu hohe Konzentrationen aufgrund von Hautirritationen vermieden werden sollten (Coffey 2002 und Sticherling 2009).

Salicylsäure: Die Salicylsäure lag bei der Sekundärdatenanalyse mit 7,2% an vierter Stelle bei den Wirkstoffen (ohne Corticosteroide) zur Behandlung der juvenilen Psoriasis. Bei der Befragung der Kinder und Jugendlichen war der Wirkstoff mit 14,5% ebenfalls an vierter Stelle. Bei der Ärztebefragung war die Salicylsäure mit 40,6% an dritter Stelle aller eingesetzten Pharmaka. Bei

Kindern sollte der Wirkstoff nur kurzfristig und kleinflächig eingesetzt werden (Zappel 2004).

Dithranol: Dithranol bzw. Cignolin war bei der Ärztebefragung mit 13,1% an fünfter Stelle und bei der Befragung der Kinder und Jugendlichen mit 6,8% an sechster Stelle der am häufigsten verschriebenen Wirkstoffe. In den Sekundärdaten war Dithranol mit 4,9% der Wirkstoffe (ohne Corticosteroide) an ebenfalls fünfter Stelle. Es gibt nur wenige Evidenzen zur Anwendung von Dithranol bei der juvenilen Psoriasis (Zvulunov 1994). Trotz fehlender Zulassung gibt es jahrelange praktische Erfahrungen mit Dithranol bei Kindern und Jugendlichen mit Psoriasis (Lukas 2006 und Sticherling 2007). Als störend seitens der Patienten wird oftmals die bräunliche Verfärbung von Haut und Kleidung empfunden (Benoit 2009).

Teer: Bei den Sekundärdaten stellte Teer insgesamt 2,0% der verordneten Wirkstoffe dar. Bei der Befragung der Ärzte wurden ebenfalls 2,0% angegeben. Bei der Befragung der Kinder und Jugendlichen gaben 2,6% an, mit Teer behandelt zu werden. Die Anwendung von Teerpräparate wird in der Literatur aufgrund von störend empfundenem Geruch, erhöhter Lichtempfindlichkeit sowie einer möglichen Assoziation mit Hautkrebs kritisch diskutiert (Coffey 2002 uns Benoit 2009).

Calcineurin-Inhibitoren: In den Sekundärdaten wurden keine topischen Calcineurin-Inhibitoren (Pimecrolimus/Tacrolimus), sondern lediglich systemische Calcineurin-Inhibitoren (siehe Ciclosporin in nächsten Abschnitt) vorgefunden. Bei der Befragung der Kinder und Jugendlichen wurde ebenfalls keine Anwendung von topischen Calcineurin-Inhibitoren identifiziert. Bei den Ärzten wurden Calcineurin-Inhibitoren mit 9,4% der eingesetzten topischen Therapeutika angegeben. Eine Zulassung für die juvenile Psoriasis gibt es bis heute nicht (Benoit 2009). In der Literatur existieren nur wenige Studien, die die Wirksamkeit von Calcineurin-Inhibitoren bei der Psoriasis im Kindes- und Jugendalter nachweisen (Steele

2005, Brune 2007).

Naturheilmittel: Die Anwendung von Naturheilmitteln wurde in beiden Primärdatenanalysen angegeben. Bei der Ärztebefragung bekamen 7,0% der Kinder und Jugendlichen mit Psoriasis ein Naturheilmittel zur topischen Anwendung. Bei der Befragung der Kinder und Jugendlichen wurden bei 8,6% Naturheilmittel angewandt. Hierbei wurden beispielsweise die Zinksalbe und das Nachtkerzensamenöl als Behandlungsoptionen der juvenilen Psoriasis genannt. In den Routinedaten waren keine Naturheilmittel abgebildet, da sie von der Gesetzlichen Krankenversicherung überwiegend nicht erstattet werden.

Tazaroten: Die Einnahme von Tazaroten wurde bei der Ärztebefragung bei lediglich 0,4% der Kinder und Jugendlichen identifiziert. Das topische Retinoid Tazaroten (Zorac©) ist in Deutschland für Kinder nicht zugelassen und es liegen nur einige wenige Studien für die Anwendung von Tazaroten bei der juvenilen Psoriasis vor (Lebwohl 1998).

Eine direkte Gegenüberstellung der topischen Therapien der einzelnen Teilstudien befindet sich in Tabelle 68. Bei der Gegenüberstellung der topischen Therapie ist eine weitestgehende Übereinstimmung der Ergebnisse der drei unterschiedlichen Datenquellen festzustellen.

Tabelle 68: Gegenüberstellung der topischen Therapie (absteigend nach Häufigkeit)

Sekundärdaten	Ärzte	Kinder, Jugendliche/Eltern
1. Corticosteroide	1. Corticosteroide	1. Corticosteroide
2. Vitamin D3-Analoga	2. Vitamin D3-Analoga	2. Vitamin D3-Analoga
3. Harnstoff	3. Salicylsäure	3. Harnstoff
		4. Salicylsäure

4. Salicylsäure	4. Harnstoff	5. Naturheilmittel
5. Dithranol/Cignolin	5. Dithranol/Cignolin	6. Dithranol/Cignolin
6. Teer	6. Teer	7. Teer
	7. Calcineurin-Inhibitoren	
	8. Naturheilmittel	
	9. Tazaroten	

Quelle: Eigene Berechnung

Diskussion zur systemischen Therapie

Die wesentlichen systemischen Therapieansätze für die juvenile Psoriasis in den drei Teilstudien waren:

Fumarsäure: Im Sekundärdatensatz wurde die Fumarsäure mit 5,7% nach Ciclosporin als zweithäufigstes systemisches Therapeutikum (ohne Corticosteroide) identifiziert. Bei der Ärztebefragung wurde bei 8,6% der Patienten Fumarsäure verschrieben - im Fragebogen der Kinder und Jugendlichen waren es 4,3%. Fumarsäure zählt zu den häufigsten systemischen Therapien der juvenilen Psoriasis (Sticherling 2009). Der Wirkstoff ist lediglich für Erwachsene zugelassen, wobei Studien zum Einsatz bei Kindern kaum vorliegen (Benoit 2009).

Methotrexat: Der Wirkstoff MTX wurde im Sekundärdatensatz bei 2,6% der Medikamente identifiziert. Bei der Ärztebefragung waren es 5,7% und im Fragebogen für die Kinder und Jugendlichen waren es insgesamt 2,6%. MTX ist als klassisches Systemtherapeutikum für die juvenile Psoriasis nicht zugelassen, wird allerdings im Off-Label-Use als möglicher Therapieansatz durchaus verwendet (Benoit 2009). Der Wirkstoff ist insbesondere aus der pädiatrischen Rheumatologie bekannt, wobei einige Studien ebenfalls eine erfolgreiche Behandlung bei der juvenilen Psoriasis aufzeigen (Dogra 2004, Dadlani 2005, Kaur 2008, Benoit 2009).

Ciclosporin: Ciclosporin wurde im Sekundärdatensatz mit 6,5% als häufigstes systemisches Therapeutikum verschrieben. Bei der Ärztebefragung wurde der Wirkstoff bei 2,0% der eingeschlossenen Patienten verschrieben. Bei der Befragung der Kinder und Jugendlichen konnten keine Verschreibungen von Ciclosporin identifiziert werden. Ciclosporin ist für die juvenile Psoriasis zwar nicht zugelassen, wird allerdings im Off-Label-Use angewendet (Benoit 2009). Über den Einsatz von Ciclosporin für die juvenile Psoriasis gibt es seitens der Literatur nur wenige Aussagen (Mahe 2001 und Dadlani 2005).

Biologicals: Die Biologicals Adalimumab, Infliximab, Ustekinumab, Golimumab und Etanercept werden in Europa zur Behandlung einer mittleren bis schweren (adulten) Psoriasis verwendet, wobei lediglich Etanercept für Kinder und Jugendliche zugelassen ist (Langley 2010). In den Sekundärdaten konnten 3,1% der verschriebenen Wirkstoffe als Biologicals identifiziert werden. Bei der Ärztebefragung waren es 2,9% der Patienten, die Biologicals einnahmen. Bei der Befragung der Kinder, Jugendlichen und Eltern konnte die Einnahme von Biologicals bei 2,6% identifiziert werden.

a) **Etanercept:** Etanercept (Enbrel®) konnte in den Sekundärdaten bei 2,3% der Fälle identifiziert werden. Bei der Ärztebefragung wurde Etanercept bei 2,5% der Wirkstoffe verschrieben. Bei der Befragung der Kindern und Jugendlichen gaben 2,6% an, mit Etanercept behandelt zu werden. Etanercept wurde im Jahr 2008 zur Behandlung einer chronischen schweren Plaque-Psoriasis bei Kindern und Jugendlichen ab dem Alter von acht Jahren zugelassen, falls diese auf andere Therapieformen (z.B. Lichttherapie) unzureichend angesprochen haben (Nast 2011). In der Literatur gibt es einige Beobachtungsstudien (Papoutsaki 2006, Kress 2006 und Hawrot 2006, Wozel 2009) und einige randomisiert-kontrollierte Studien zur Wirksamkeit von Etanercept bei einer mittelschweren und schweren juvenilen Psoriasis

(Paller 2008, Langley 2010 und Paller 2010).

b) **Adalimumab:** Adalimumab (Humira®) wurde in den Sekundärdaten bei lediglich 0,1% der Versicherten identifiziert. Insgesamt gaben 0,4% der Ärzte an, Adalimumab bei ihren eingeschlossenen Patienten verschrieben zu haben. Bei der Befragung der Kinder und Jugendlichen wurde der Wirkstoff nicht genannt. Adalimumab ist für Kinder und Jugendliche mit Psoriasis nicht zugelassen und es liegen nach wie vor keine kontrollierten Studien zur Anwendung vor (Sukhatme 2009 und Nast 2011).

c) **Infliximab:** Infliximab (Remicade®) wurde in den Sekundärdaten bei lediglich 0,3% der Wirkstoffe verschrieben. Bei der Ärztebefragung gaben ebenfalls lediglich 0,4% der Ärzte an, Infliximab bei den eingeschlossenen Patienten verordnet zu haben. Bei dem Fragebogen für Kinder, Jugendliche und Eltern wurde das Biological in keinem der Fälle genannt. Infliximab ist für die Behandlung der Psoriasis nicht zugelassen und es gibt bislang lediglich vereinzelte Studien zum Einsatz von Infliximab bei Kindern und Jugendlichen (Menter 2004 und Farnsworth 2005).

d) **Ustekinumab:** Ustekinumab (Stelara®) wurde in Deutschland erst im Jahre 2009 zur Behandlung von Erwachsenen mit mittel-schwerer bis schwerer Plaque-Psoriasis zugelassen, bei denen andere systemische Therapien nicht angesprochen haben. Deshalb konnte Ustekinumab in den Sekundärdaten nicht identifiziert werden. Bei den Primärdatenerhebungen wurde der Wirkstoff ebenfalls nicht benannt. Eine Anwendung für Kinder und Jugendliche wird nicht empfohlen (Arzneimittelkommission der deutschen Ärzteschaft 2009).

Acitretin: Acitretin (Vitamin-A-Derivat, Retinoid) wurde in den Sekundärdaten mit 0,4% kaum festgestellt. Bei den Primärdaten war der Wirkstoff nicht vorzufinden. Kinder und Jugendliche können grundsätzlich mit Retinoiden behandelt werden. Für die Therapie der juvenilen Psoriasis ist Acitretin (Vitamin-A-Derivat, Retinoid) zugelassen und wird insbesondere als Ausweichpräparat bei Kindern und Jugendlichen angewendet (Traupe 2006 und Benoit 2009). Als Nebenwirkungen wurden in der Literatur insbesondere Hauttrockenheit, Knochen- und Muskelschmerzen beobachtet (Ruiz-Maldonado 1998, Brecher 2003, Traupe 2006).

Leflunomid: Leflunomid wurde mit 0,4% lediglich in einer sehr geringen Häufigkeit in den Sekundärdaten identifiziert, wobei in den Primärdaten der Wirkstoff nicht vorzufinden war. Leflunomid zählt zur Gruppe der Immunsuppressiva und wird primär zur Behandlung von rheumatischen Erkrankungen eingesetzt. Eine Zulassung in Europa besteht allerdings nur für die Psoriasis-Arthritis bei Erwachsenen (Altmeyer 2005).

Naturheilmittel: Naturheilmittel für die systemische Behandlung wurden sowohl bei der Ärztebefragung mit 3,7% als auch bei der Befragung der Kinder und Jugendlichen mit 3,4% verschrieben. In den Sekundärdaten können Naturheilmittel nicht identifiziert werden, da sie von der Gesetzlichen Krankenversicherung im Regelfall nicht erstattet werden.

Eine Gegenüberstellung der systemischen Therapieansätze nach Häufigkeiten befindet sich in Tabelle 69. Bei der systemischen Therapie ist insbesondere zu erkennen, dass Fumarsäure eine wichtige Rolle bei der systemischen Therapie spielt. Darüber hinaus sind bei der Primärdatenerhebung Naturheilmittel häufig genannt worden (bei den Sekundärdaten wurden Naturheilmittel nicht betrachtet).

Tabelle 69: Gegenüberstellung der systemischen Therapie (absteigend nach Häufigkeit)

Sekundärdaten	Ärzte	Kinder, Jugendliche/Eltern
1. Ciclosporin	1. Fumarsäure	1. Fumarsäure
2. Fumarsäure	2. Methotrexat	2. Naturheilmittel
3. Biologicals	3. Naturheilmittel	3. Biologicals sowie Methotrexat
4. Methotrexat	4. Biologicals	
5. Acitretin sowie Leflunomid	5. Ciclosporin	
	6. Acitretin	

Quelle: Eigene Berechnung

Diskussion zur Lichttherapie und Bade-/Klimatherapie

Eine Auswertung der Lichttherapie bzw. Bade-/Klimatherapie mithilfe der Sekundärdaten wurde nicht durchgeführt, da lediglich Arzneimittel analysiert wurden. Die Ergebnisse der Primärdaten waren wie folgt:

Lichttherapie

Sowohl bei der Befragung der Ärzte mit 13,5% als auch bei der Befragung der Kinder und Jugendlichen mit 1,7% war die UVB-Therapie die am häufigsten verordnete Lichttherapie bei der juvenilen Psoriasis. Die selektive UVB-Therapie (SUP) fand laut der Ärztebefragung bei 7,8% und laut der Befragung der Kinder und Jugendlichen bei 0,9% statt. Die PUVA fand bei der Ärztebefragung bei 2,0% und bei der Befragung der Kinder und Jugendlichen bei 0,9% der Patienten Anwendung.

Die Studie zeigt, dass die UV-Therapie in geringem Maße zur Behandlung der juvenilen Psoriasis genutzt wird. Bei Kindern, die älter als 10 Jahre alt sind, kann eine kontrollierte UVB-Therapie eingesetzt werden (Zappel 2004). Dabei eignet sich die UVB-Therapie grundsätzlich zur Behandlung der juvenilen Psoriasis, wobei bei Kindern und Jugendlichen insbesondere auf Langzeitnebenwirkungen geachtet werden sollte (Jury 2006, Jain 2007). Aufgrund des Nebenwirkungsprofils ist die PUVA-Therapie erst bei älteren Kindern anzuwenden (Proudfoot 2009) oder generell zurückzustellen (Zappel 2004). Eine Gegenüberstellung zur Anwendung der Lichttherapie in den beiden Primärstudien ist in Tabelle 70 veranschaulicht. Die Tabelle zeigt, dass die UVB-Therapie sowohl von den Ärzten als auch von den Patienten bzw. Eltern am häufigsten genannt wurde.

Tabelle 70: Gegenüberstellung der Lichttherapie (absteigend nach Häufigkeit)

Ärzte	Kinder, Jugendliche/Eltern
1. UVB-Therapie 2. SUP (Selektive UVB-Therapie) 3. PUVA (Psoralen + UVA)	1. UVB-Therapie 2. PUVA (Psoralen + UVA) sowie SUP (Selektive UVB-Therapie)

Quelle: Eigene Berechnung

Bade- und Klimatherapie

Die Befragung der Ärzte hat ergeben, dass hinsichtlich der Bade- und Klimatherapien am häufigsten das Sole-Bad mit 6,6%, gefolgt von einer Balneo-Photo-Therapie (Kombination aus Bad und UVB) mit 5,3% und einer Klimatherapie mit 3,7% bei Kindern und Jugendlichen mit Psoriasis verordnet wurde. Bei der Befragung der Kinder und Jugendlichen zeigte sich dieselbe Reihenfolge der angewandten Behandlungen. Bei der Balneo-Photo-Therapie baden die Kinder und Jugendlichen in solehaltigem Wasser und werden im Anschluss mit einer intensiven UVB-Lichtquelle bestrahlt (Sticherling 2009).

Tabelle 71: Gegenüberstellung der Bad/Klimatherapie (absteigend nach Häufigkeit)

Ärzte	Kinder, Jugendliche/Eltern
1. Sole-Bad	1. Sole-Bad
2. Balneo-Photo-Therapie	2. Balneo-Photo-Therapie
3. Klimatherapie	3. Klimatherapie

Quelle: Eigene Berechnung

Zusammenfassende Betrachtung der Medikation

Insgesamt deuten die weitestgehend übereinstimmenden Ergebnisse der zwei Primärdatenerhebungen und der Sekundärdatenanalyse auf eine insgesamt gute Validität der vorliegenden Daten hin.

Obwohl Kinder keine *„kleinen Erwachsenen"* (Burden 1999) sind und eine andere Therapie als Erwachsene benötigen, werden für diese Altersgruppe oftmals aufgrund eines Mangels von Alternativen oder Zulassungsbeschränkungen gleiche therapeutische Ansätze und Medikamente wie bei Erwachsenen gewählt (Belazarian 2008, Proudfoot 2009, Kämpfe 2011). Dabei weisen die Komplexität und Heterogenität des Krankheitsbildes und der damit verbundenen Medikation bei Kindern und Jugendlichen in vielerlei Hinsicht Besonderheiten auf. Es bestehen Unterschiede in der Behandlung der Psoriasis im Kindesalter zum Erwachsenenalter, da die Haut für lokale Therapeutika besonders durchlässig ist. Darüber hinaus befindet sich der kindliche Organismus in der Wachstumsphase und kann auf bestimmte Wirkstoffe empfindlich reagieren (Lukas 2006, Mrowietz 2006, Sticherling 2009, Kröner 2010, Kämpfe 2011). Somit stellt die Behandlung der Psoriasis bei Kindern und Jugendlichen hohe Anforderung an die Diagnostik und Therapie. Insbesondere die potenziellen Nebenwirkungen der verschriebenen Therapien erfordern eine sorgsame Nutzen-Risiko-Abwägung seitens des Arztes (Sticherling 2006, Benoit 2009, Sticherling 2009). In diesem Zusammenhang müssen zum einen der Nutzen der Therapie mit den möglichen Nebenwirkungen im Verhältnis stehen und zum anderen die Besonderheiten von Kindern und Jugendlichen berücksichtigt werden (Zappel 2004, Lukas 2006, Benoit 2009, Sticherling 2009). Da die juvenile Psoriasis eine chronische Erkrankung für die Kinder und Jugendlichen darstellt, steht nicht die vollständige Heilung, sondern vielmehr eine weitest gehende Erscheinungsfreiheit - insbesondere der sichtbaren Hautareale - im Vordergrund der Therapie (Zappel 2004).

Insgesamt zeigen die Ergebnisse der vorliegenden Studie, dass vordergründig topische Pharmaka bei Kindern und Jugendlichen zur Behandlung angewendet werden. Dabei ist die topische Therapie bei Kindern und Jugendlichen mit Psoriasis aufgrund des niedrigen Nebenwirkungsprofils und den guten Erfahrungen in der Praxis meist der erste verwendete Therapieansatz (Lukas 2006 und Sticherling 2009). Analog zu den Ergebnissen der vorliegenden Versorgungsforschungsstudie, sind topische Corticosteroide in der Literatur ebenfalls der am häufigsten verbreitete Therapieansatz für die Psoriasis bei Kindern und Jugendlichen (Seyhan 2006). Hinsichtlich der systemischen Therapien wird eher zurückhaltend agiert und es gibt nur wenige zugelassene Behandlungsmöglichkeiten (Kämpfe 2011). Ferner weisen viele systemische Therapeutika aufgrund ihrer Nebenwirkungen ein erhöhtes Risiko für Langzeitschäden auf (Belazarian 2008). Systemische Therapieansätze kommen bei Kindern und Jugendlichen meist erst nach therapeutischen Misserfolgen oder einem bestimmten Schweregrad der Psoriasis zum Einsatz (Sticherling 2009). Die Anwendung der systemischen Therapie bei Kindern und Jugendlichen wurde mit Ausnahme von Etanercept (Langley 2010, Paller 2010) nach wie vor nicht ausreichend mit Studien belegt. Die meisten systemischen Therapien für Kinder und Jugendliche sind zwar nicht zugelassen, allerdings werden sie teilweise aufgrund der guten Erfahrungen in der Praxis eingesetzt (Proudfoot 2009). Gründe für den Einsatz kann eine schwere Verlaufsform oder der

Mangel des Ansprechens gegenüber topischen Therapieformen sein. Hierbei sind vor allem Langzeitnebenwirkungen, eine sorgsame Nutzen-Risiko-Abwägung und eine regelmäßige Kontrolle zu berücksichtigen. Analog zur Behandlung bei Erwachsenen ist insbesondere die Bedeutung von Biologicals bei Kindern und Jugendlichen in den letzten Jahren stetig gestiegen (Benoit 2009).

Eine Übersicht über die Behandlung der juvenilen Psoriasis anhand einer systematischen Literaturreview aus 2.649 relevanten Studien und 64 eingeschlossenen Studien bietet die Publikation von De Jager aus den Niederlanden aus dem Jahre 2010. Das Ergebnis der Literatur-Review war, dass die meisten Kinder und Jugendlichen mit topischen Medikamenten wie Corticosteroiden behandelt werden (De Jager 2009a).

Zusammenfassend gibt es nach wie vor kein anerkanntes Konzept und nur wenige Möglichkeiten für die Therapie der juvenilen Psoriasis (Deutscher Psoriasis Bund 2011a). Ferner gibt es keine Leitlinien sowie keine allgemein anerkannten Therapieempfehlungen und -standards (Zappel 2004, Benoit 2007, Proudfoot 2009, Sticherling 2009). Im Jahre 2010 wurde eine Europäische Expertengruppe ins Leben gerufen, um die Praktiken der Behandlung der juvenilen Psoriasis in Europa zu verbessern (Stahle 2010). Auf Basis dieses EU-Konsenspapiers ist eine Leitlinie zur Behandlung von Kindern und Jugendlichen mit Psoriasis im Rahmen der Versorgungsziele 2010-2015 in Auftrag gegeben worden (CVderm 2010). Bis zur Erstellung dieser Leitlinie, orientiert sich die Behandlung nach der kürzlich aktualisierten S3-Leitlinie zur Therapie der Psoriasis bei Erwachsenen der Deutschen Dermatologischen Gesellschaft (DDG), des Berufsverbandes der Deutschen Dermatologischen Gesellschaft (BVDD) sowie des Arbeitskreises Wissenschaftlich Medizinischer Fachgesellschaften (AWMF) (Nast 2011). Die folgende Abbildung 31 gibt einen Überblick über die beschriebenen zugelassenen Therapeutika der juvenilen Psoriasis.

Abbildung 31: Behandlungsalgorithmus der Plaque Psoriasis (Anpassung für juvenile Psoriasis)

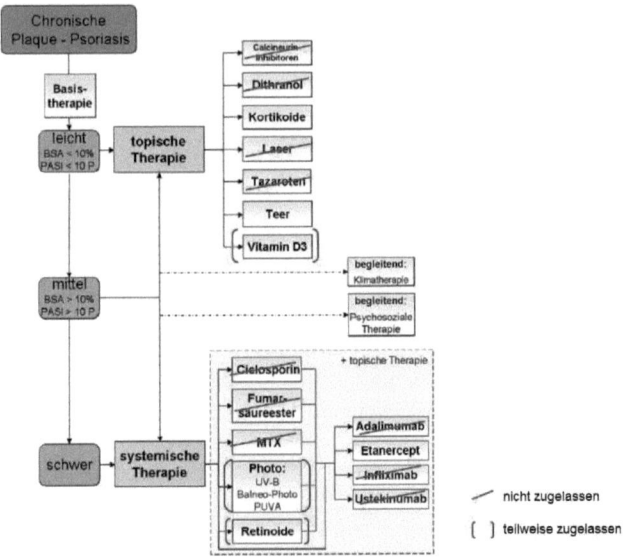

Quelle: Graphisch modifiziert aus aktualisierter S3-Leitlinie (Nast 2011)

In der obigen Abbildung wurde der Behandlungsalgorithmus für Plaque Psoriasis dargestellt und für die juvenile Psoriasis graphisch angepasst. Das Schaubild verdeutlicht, dass viele Wirkstoffe - die bei Erwachsenen angewandt werden - für Kinder und Jugendliche nicht bzw. nur teilweise zugelassen sind. Dies hat eine Einschränkung der Behandlungsoptionen für die behandelnden Ärzte zur Folge.

Zufriedenheit und Bewertung der Therapie

Auf die Frage nach dem Therapieerfolg gaben 74,8% der Ärzte an, dass sie mit dem derzeitigen Ergebnis der Therapie zufrieden sind. Bei 40,6% der

Patienten konnte eine Verbesserung erzielt werden, bei 11,5% eine Stabilität des Hautbildes und bei 10,7% eine Erscheinungsfreiheit erreicht werden. Andererseits waren 10,7% der Ärzte mit dem Therapieerfolg unzufrieden. Diese gaben in 3,7% der Fälle eine Verschlechterung, in 3,7% der eine fehlende Compliance und in 1,9% der Fälle psychische Probleme der Patienten an. Bei der Befragung der Kinder und Jugendlichen gaben mehr als die Hälfte (58,1%) an, sich oft oder immer eine andere Behandlung zu wünschen. Dabei war der Wunsch nach einer anderen Behandlung bei den Mädchen signifikant höher als bei den Jungen. Betrachtet man die Eltern, so klagen die Hälfte (50,0%) über die Kosten für die Behandlung und 43,9% über den erforderlichen Zeitaufwand für die Behandlung. Bei diesem Vergleich ist hervorzuheben, dass die Ärzte- und Patientenbefragung zwei unabhängige Teilstudien waren, so dass die Zufriedenheit mit dem Therapieerfolg seitens der Ärzte und die subjektive Meinung des Patienten nicht direkt miteinander verglichen werden können. Auch wird die Einschätzung der Ärzte dadurch geprägt sein, was sie nach heutigem Stand des therapeutischen Wissens als erreichbar ansehen, während die Patienten stärker Wunschvorstellungen haben, wie ihr Gesundheitszustand sein *„sollte"*, auch wenn dies mit heutigen Therapieansätzen vielfach nicht realisierbar ist.

4.5 Komorbiditäten

Komorbiditäten spielen bei der juvenilen Psoriasis eine zunehmend größere Rolle. *„In jüngster Zeit ist die Bedeutung der Komorbidität, insbesondere des Auftretens von Stoffwechsel- und kardiovaskulären Erkrankungen mit ihrem Einfluss auf die Schwere der Erkrankung hervorgehoben worden"* (Sticherling 2009). Komorbiditäten steigern aufgrund ihrer chronischen Verlaufsform die Krankheitslast und stellen insgesamt ein erhöhtes Risiko für die Gesundheit der Kinder und Jugendlichen dar (Sticherling 2009, Augustin

2010). Die Analyse der Sekundärdaten der Gesetzlichen Krankenversicherung hat ergeben, dass Kinder und Jugendliche mit Psoriasis mehrere Begleiterkrankungen aufweisen. Bei den Kindern und Jugendlichen mit Psoriasis konnten nahezu doppelt so viele chronische und kostenintensive Erkrankungen wie in der Kontrollgruppe festgestellt werden. Darüber hinaus war die Krankheitslast - gemessen am durchschnittlichen RSA-relevanten Morbiditätsfaktor - bei den Kindern und Jugendlichen mit Psoriasis signifikant höher als in der Kontrollgruppe.

Die Ergebnisse der Sekundärdaten zeigen, dass die Prävalenz der rheumatoiden Arthritis und entzündlichen Bindegewebserkrankung bei Kindern und Jugendlichen um ein Vielfaches höher aufgetreten sind, als in der Kontrollgruppe. In der Literatur finden sich ebenfalls Hinweise darauf, dass Stoffwechselerkrankungen bei Kindern und Jugendlichen mit Psoriasis vermehrt vorkommen (Sticherling 2009).

Ein weiteres wichtiges Ergebnis der Studie ist, dass die juvenile Psoriasis mit psychischen Erkrankungen verbunden ist. So weisen mehr als doppelt so viele Kinder und Jugendliche mit Psoriasis Wahn, Psychosen, psychische und dissoziative Störungen als in der Kontrollgruppe auf. Von den depressiven Episoden sind mehr als dreimal so viele Kinder und Jugendliche mit Psoriasis betroffen. Diese Ergebnisse gehen mit vorigen Studien einher, die aufgezeigt haben, dass Kinder und Jugendliche ein höheres Risiko zur Entwicklung psychischer Krankheiten (z.B. Angst und Depression) aufweisen, als Kinder und Jugendliche ohne Psoriasis (Gupta 1993, Picardi 2005, Sticherling 2007, Benoit 2009, Brauser 2010). Weitere Studien unterstreichen diesen Aspekt, indem ein signifikanter Einfluss der Psoriasis auf das emotionale und psychosoziale Befinden der Kinder und Jugendlichen erforscht wurde (Beattie 2006, Stahle 2010).

Darüber hinaus wurden bei der Sekundärdatenanalyse ebenfalls kardiovaskuläre Erkrankungen wie Hypertonie, Herzfehler, Erkrankungen der

Herzklappen, Myokardinfarkt und andere rheumatische Herzerkrankungen festgestellt. Innerhalb der durchgeführten Ärztebefragung gaben die Ärzte an, dass die in der Studie eingeschlossenen Kinder und Jugendlichen mit Psoriasis unter Adipositas, Gelenkbeteiligung und Diabetes mellitus leiden. Diese Komorbiditäten sind insbesondere aus der adulten Psoriasis bekannt (Gelfand 2006, Kremers 2007, Belazarian 2008, Sticherling 2009, Augustin 2010). Zusammenfassend waren die identifizierten Komorbiditäten insbesondere im Bereich der rheumatischen Erkrankungen, Stoffwechselerkrankungen, der kardiovaskulären Erkrankungen als auch psychischen Erkrankungen vorzufinden und decken sich mit der bisherigen Literatur zu den Komorbiditäten der juvenilen Psoriasis.

4.6 Lebensqualität und Belastung

Lebensqualität

Die Psoriasis hat aufgrund ihres chronisch-rezidiven Verlaufs Auswirkungen auf die gesundheitsbezogene Lebensqualität der Betroffenen (Augustin 2005). Dies wirkt sich auf alle Lebensbereiche wie beispielsweise dem körperlichen und psychischen Wohlbefinden, dem Sozialleben und den Berufs- bzw. Schulalltag aus (Finlay 1994, Chren 1996). Dabei ist die Lebensqualitätsmessung als *„holistischer Ansatz"* für die Erforschung der Interdependenz zwischen der physischen und psychischen Belastung durch die Psoriasis wichtig (Beattie 2006).

Der Einfluss der juvenilen Psoriasis auf die Lebensqualität der betroffenen Kinder und Jugendlichen wurde in nur wenigen Studien erforscht, so dass insgesamt nur begrenzt empirische Daten vorliegen (Lewis-Jones 1995, Beattie 2006, Sticherling 2009). In der vorliegenden Studie konnte eine mittelmäßige Belastung (CDLQI Gesamt = 7,60, SD 3,5) der Lebensqualität der Betroffenen aufgrund der juvenilen Psoriasis festgestellt werden. Dieser

Wert entsprach insgesamt 25,3% der maximalen Punktzahl. Dabei war der CDLQI beim weiblichen Geschlecht höher als beim männlichen Geschlecht. Der Unterschied zwischen den Geschlechtern war allerdings nicht signifikant. Betrachtet man die einzelnen Teilscores, so hat der CDLQI für Symptome („...*gejuckt, war wund oder hat weh getan*") und Gefühle („...*verlegen oder gehemmt, durcheinander oder traurig*") mit 32,1% der maximalen Punktzahl den höchsten Teilscore erreicht. Darüber hinaus empfanden die Mädchen mit 21,0% eine deutlich höhere Belastung auf die Frage nach „*Kleidung und Schuhen*" als Jungen mit 7,4%.

Die internationalen Studien deuten darauf hin, dass die Lebensqualität von Kindern und Jugendlichen mit juveniler Psoriasis aufgrund der körperlichen und psychischen Belastungen beeinträchtigt ist (Krueger 1998, Farber 1999, Fond 1999, Marcoux 2002, Beattie 2006, Hazard 2006). Dabei leiden die Kinder und Jugendlichen unter Stigmatisierung und psychosozialen Konflikten, die insbesondere bei der Pubertät mit erheblichen Schwierigkeiten verbunden sind. Ferner empfinden sowohl Kinder als auch Jugendliche die gleiche Beeinträchtigung der Lebensqualität durch die Psoriasis (Mrowietz 2006).

Die ersten deutschen Ergebnisse der vorliegenden Arbeit zum CDLQI lassen sich wie folgt in die bereits bestehenden internationalen Publikationen zum CDLQI einordnen: Langley et al. aus Kanada bzw. Amerika haben einen CDLQI von 8,9 (SD 6,0) (zur Baseline bei der Interventionsgruppe) berechnet (Langley 2010). De Jager et al. aus den Niederlanden zeigten ebenfalls einen negativen Einfluss der Psoriasis auf die Lebensqualität von Kindern und Jugendlichen mit einem CDLQI von 6,0 (IQR 5-9) (De Jager 2010). Beattie et al. aus Schottland errechneten einen CDLQI von 9,2 (SD 7,7) und verglichen den Wert mit anderen Hauterkrankungen (z.B. Akne mit 5,4 (SD 4,7), Generalisierte Ekzeme 9,1 (SD 6,7), Urtikaria mit 6,1 (SD 6,4) mit dem Ergebnis, dass die Lebensqualität am stärksten durch die Erkrankung beeinflusst wird (Beattie 2006). Die Validierung (der englischen Version) und der erste praktische Einsatz des CDLQI wurde von Lewis-Jones et al. aus England durchgeführt, wobei ein CDLQI von 5,4 (SD 5,0) ermittelt wurde, der in der Studie hinsichtlich der betrachteten Hautkrankheiten den zweitgrößten Wert (nach dem Ekzem mit 7,7 (SD 5,6)) beinhaltete (Lewis-Jones 1995). Der errechnete CDLQI der vorliegenden Studie unterscheidet sich mittels Mittelwertvergleich ($p < 0,05$) signifikant von den Studien in Abbildung 32.

Abbildung 32: CDLQI Ergebnistableau und Vergleich zu anderen Studien

Children's Dermatology Life Quality Index (CDLQI) Score - Ergebnistableau und Vergleich zu anderen Studien

Publikation (Jahr)	n	Ø Alter, Geschlecht (w/m)[a]	CDLQI Score gesamt[b]	CDLQI für Symptome und Gefühle[c]	CDLQI für Freizeit[c]	CDLQI für Schule oder Ferien[c]	CDLQI für persönliche Beziehungen[c]	CDLQI für Schlaf[c]	CDLQI für Behandlung[c]
aktuelle Studie (2011)	84	14 (67,9/32,1)	7,6 (25,3%) [SD 3,5] [6,80 - 8,31][d]	1,9 (32,1%) [SD 1,1] [1,70 - 2,20][d]	1,8 (19,7%) [SD 1,3] [1,52 - 2,07][d]	0,9 (30,0%) [SD 0,8] [0,69 - 1,05][d]	1,2 (20,4%) [SD 1,3] [0,95 - 1,50][d]	0,8 (25,1%) [SD 0,8] [0,60 - 0,93][d]	0,9 (31,0%) [SD 0,9] [0,75 -1,12][d]
Langley[e] (2010)	211	14 (48,0/52,0)	8,9 (30,0%) [SD 6,0]						
De Jager[f] (2010)	39	11 (46,2/53,8)	6,0 (20,0%) [IRQ 5-9]						
Beattie (2006)	29	10,2 (62,1/37,9)	9,2 (30,6%) [SD 7,8]						
Lewis-Jones[g] (1995)	25	10,4 (72,0/28,0)	5,4 (18,0%) [SD 5,0]						

Index: Der Children's Dermatology Life Quality Index (CDLQI) ist validiert für das Alter von 5 bis 16 Jahren. Punkte: sehr (3), ziemlich (2), nur ein bißchen (1), überhaupt nicht (0); Frage 7 "konnte nicht zur Schule" (3) Berechnung: Der CDLQI wird aus der Summe der Einzelscores berechnet (Maximum: 30, Minimim = 0)
a. Geschlechtsverteilung (weiblich/männlich)
b. CDLQI Gesamtscore in % = (CDLQI total score / 30 Punkte) x 100
c. Symptome und Gefühle in % = (Frage 1 and 2; Score Maximum 6) = (CDLQI Score / 6 Punkte) x 100
Score für Freizeit in % = (Frage 4,5 and 6; Score Maximum 9) = (CDLQI Score / 9 Punkte) x 100
Score für Schule oder Ferien in % = (Frage 7; Score Maximum 3) = (CDLQI Score / 3 Punkte) x 100
Score für persönliche Beziehungen in % = (Fragen 3 und 8; Score Maximum 6) = (CDLQI Score / 6 Punkte) x 100
Score für Schlaf in % = (Frage 9; Score Maximum 3) = (CDLQI Score / 3 Punkte) x 100
Score für Behandlung (Frage 10; Score Maximum 3) = (CDLQI Score / 3 Punkte) x 100
d. 95%-Konfidenzintervall (mit Bootstrapping: 1.000 Stichproben)
e. Studien Information: Hier ist die Baseline für die Interventionsgruppe aufgeführt (Etanercept, n = 100); Alter als Median
f. Studieninformation: Alter als Median, Interquartilsabstand (IRQ) statt Standardabweichung (SD)
Analyse: Je höher der CDLQI Score, desto niedriger ist die Lebensqualität
CDLQI (Belastungsgrad): 0-1 (klein), 2-6 (gering), 7-12 (mittelmäßig), 13-18 (groß), 19-30 (sehr groß)
g. Publikation mit Arbeitsanweisung zur Auswertung des CDLQI

Quelle: Eigene Berechnung

Zusammenfassend zeigen die vorliegenden Ergebnisse, dass die juvenile Psoriasis neben den physischen Beschwerden ebenso psychische Belastungen der Kinder und Jugendlichen nach sich zieht. Die Erkrankung kann sich dabei ebenfalls auf die Leistungen in der Schule und die spätere Berufswahl auswirken. Darüber hinaus kann es zu einer Belastung und Minderung der Lebensqualität aufgrund der Therapie selbst kommen (Augustin 2000). In diesem Zusammenhang sind ebenfalls Belastungen durch die Nebenwirkungen der Therapeutika, eventuelle stationäre Krankenhausaufenthalte und häufige Arztbesuche zu nennen. Der tägliche Zeitbedarf für die krankheitsbedingte Hautpflege kann ebenfalls einen negativen Effekt auf die Lebensqualität haben (Augustin 2008). Die Erkrankung wirkt sich zudem negativ auf das soziale Umfeld aus und kann auch Einfluss auf die Partnerschaften und sozialen Beziehungen der Kinder und Jugendlichen haben. Nicht zuletzt gibt es ebenfalls einen Effekt auf Freizeitaktivitäten sowie insbesondere auf sportliche Betätigungen. Insgesamt ist für Kinder und Jugendliche mit Psoriasis die Stigmatisierung eine schwerwiegende Folge ihrer Erkrankung (Sukhatme 2009).

Lebensqualitätsinstrumente werden in den letzten Jahren immer häufiger eingesetzt. Im Gegensatz zur Lebensqualitätsmessung bei Erwachsenen, gibt es bei der Messung der Lebensqualität bei Kindern und Jugendlichen mit Psoriasis noch wenige Erfahrungswerte. Eine Herausforderung besteht bereits bei der Wahl verlässlicher Messinstrumente (Beattie 2006). Die Lebensqualitätsforschung hat in den letzten Jahren zwar zugenommen, aber es gibt nach wie vor nur wenige Erfahrungen bei Kindern und Jugendlichen, was sich ebenfalls an der überschaubaren Menge an validierten Messinstrumenten für Kinder und Jugendliche widerspiegelt (Beattie 2005). Eine weitere Problematik liegt darin, dass es enorme Unterschiede zwischen den einzelnen Entwicklungsstufen von Säuglingen, Kindern und Jugendlichen gibt. Weitere Studien zur Messung der Lebensqualität von Kindern und Jugendlichen mit

Psoriasis sind nötig, um die vorliegenden Ergebnisse vergleichen zu können und um eine größere Datenbasis zu der Thematik „*Lebensqualität bei Kindern und Jugendlichen mit Psoriasis*" zu schaffen. Im Rahmen der Versorgungsziele 2010-2015 sind Primärstudien zur Messung der Lebensqualität bei Kindern und Jugendlichen geplant, um weitere gesicherte Daten zu erhalten (CVderm 2010).

4.7 Auswirkungen auf das Familien-, Sozial- und Berufsleben der Eltern

Die Auswertung der soziodemografischen Variablen der Eltern zeigte, dass der überwiegende Anteil der befragten Eltern gesetzlich versichert und als Angestellte tätig war. Bei 45,5% der befragten Eltern wurde festgestellt, dass mindestens ein Elternteil ebenfalls an Psoriasis leidet. Diese Ergebnisse unterstreichen frühere Untersuchungen, die eine familienbedingte Inzidenz bei 18-89% feststellten (Farber 1966, Farber 1999, Schäfer 2006, Proudfoot 2009). Die Ergebnisse deuten darauf hin, dass die juvenile Psoriasis unterschiedlich starke Auswirkungen auf bestimmte Bereiche des Familien-, Sozial- und Berufsleben der Eltern hat. Dabei waren die Eltern bei der Primärdatenbefragung insbesondere über die Zukunft ihrer an Psoriasis erkrankten Kinder besorgt. Da die Erkrankung ebenfalls mit einer Stigmatisierung der Kinder einhergeht, haben Eltern Angst, dass sich die juvenile Psoriasis negativ auf die soziale, schulische oder berufliche Zukunft ihrer Kinder auswirkt. Darüber hinaus zeigen die Ergebnisse insgesamt, dass sich die Eltern stärker über die psychische Belastung (Median = ziemlich) als über die physischen Beschwerden (Median = mittelmäßig) ihres Kindes Sorgen machen. In bereits vorliegenden Studien wird ein grundsätzlicher Zusammenhang zwischen der juvenilen Psoriasis und psychischen Auffälligkeiten der betroffenen Kinder und Jugendlichen beschrieben (Sticherling 2007). In einer kürzlich veröffentlichten Studie der National

Psoriasis Foundation aus den USA wurden Eltern von Kindern mit Psoriasis über das Mobbing ihrer Kinder befragt. Das Ergebnis war, dass knapp die Hälfte der Kinder und Jugendlichen gemobbt werden und die Psoriasis teilweise sogar traumatische Auswirkungen auf das Leben der Kinder und Jugendlichen haben kann (National Psoriasis Foundation 2011).

Die zusätzlichen Kosten für die Behandlung und der dafür erforderliche Zeitaufwand stellen in der vorliegenden Studie eine mittelmäßige Belastung für die Eltern dar. Die Eltern gaben durchschnittlich 5,4 Fehltage im Beruf aufgrund der Erkrankung ihrer Kinder an. Der zeitliche Aufwand für die Eltern ist grundsätzlich nicht zu unterschätzen, da regelmäßige Arzttermine für berufstätige Eltern eine zeitliche Herausforderung darstellen können (Sukhatme 2009). Sowohl die Reaktionen des Umfeldes als auch die problematische Beziehung zum Kind hatten ebenfalls mittelmäßige Einflüsse auf die Belastung der Eltern. Die wenigsten Gedanken machten sich diese um das Risiko der Vererbung und die Auswirkung auf die Familienplanung. Die Wahrnehmung der Eltern kann sich dabei durchaus von dem Empfinden der Kinder und Jugendlichen unterscheiden, da diese aus emotionaler Sicht laut Untersuchungen stärker unter der Erkrankung der Kinder leiden als die Kinder selbst (Traupe 1999, Zappel 2004).

Bezüglich der Informationssuche zur Erkrankung gaben die meisten Eltern an, dass sie das Internet, ihren Arzt und Zeitungen als primäre Informationsquelle nutzen. Darüber hinaus suchen die Eltern Informationen bei Organisationen bzw. Gesellschaften und Selbsthilfegruppen. Die Selbsthilfegruppen und andere Organisationen bieten dabei einen wichtige Informations- und Beratungsfunktion. Die größte Selbsthilfeorganisation ist der Deutsche Psoriasis Bund e.V. (DPB) mit ca. 6.000 Mitgliedern, der für Kinder und Jugendliche mit Psoriasis zunehmend Informationen bereitstellt (Deutscher Psoriasis Bund 2011b). Insgesamt kann festgehalten werden, dass alle aufgeführten Medien von mindestens 20% der befragten Eltern genutzt werden und somit alle ihren Beitrag zur Aufklärung leisten. Hinsichtlich der Auswirkungen der juvenilen Psoriasis auf das Berufsleben der Eltern hat sich herauskristallisiert, dass aufgrund der Psoriasis der Kinder die beruflichen Ziele der Eltern oftmals in den Hintergrund gerückt sind. Als mittelmäßige Belastung gaben die Eltern eine reduzierte Flexibilität und Konzentrationsmängel am Arbeitsplatz an. Die geringste Auswirkung wurde bei der Frage nach dem beruflichen Kürzertreten festgestellt. Zusammenfassend zeigen die Ergebnisse der vorliegenden Arbeit, dass sich die juvenile Psoriasis auf das soziale, familiäre und berufliche Umfeld der Eltern auswirkt. Es ist davon auszugehen, dass die Psoriasis nicht nur für die betroffenen Kinder und Jugendlichen eine Belastung darstellt, sondern sich ebenfalls auf das gesamte Familienleben auswirkt (Deutscher Psoriasis Bund 2011a). Für den Therapieerfolg ist es wichtig, dass die Erkrankung von den Eltern verstanden wird und diese ihre Kinder bei der Umsetzung der Therapie unterstützen (Farber 1995). Da die Psoriasis eine lebenslange chronische Erkrankung ist, müssen die Kinder und Jugendlichen bereits früh von ihren Eltern über diese Erkrankung aufgeklärt werden (Rayhaudburi 2000).

4.8 Limitationen

Sekundärdatenanalyse

- Diagnosen: Es wurden lediglich gesicherte Diagnosen verwendet, um eine valide Datengrundlage zu haben. Versicherte, die eine andere Qualifizierung in Form von Verdachts-, Ausschluss- oder Sonstigen Diagnosen erhalten haben, sind in der Analyse der Sekundärdaten nicht berücksichtigt worden
- Prävalenz: Bei der Sekundärdatenanalyse wurde eine Ein-Jahres-Prävalenz berechnet. Versicherte die innerhalb des Jahres 2007 nicht mindestens einmal beim Arzt waren, konnten bei dieser Betrachtung nicht identifiziert

werden. In anderen Studien wurde ebenfalls darauf verwiesen, dass bei der Analyse von Sekundärdaten die „*Versorgungsprävalenz*" erhoben wird, da nur die Informationen vorliegen, die aufgrund eines ärztlichen Kontaktes (abrechnungs-)relevant sind (Häussler 2005, Schäfer 2011).

- Stichprobe: Der verwendete Datensatz stammt von mehreren überregionalen Krankenkassen verschiedener Kassenarten. Der Datensatz beinhaltet etwa 9,5% der GKV-Versicherten und wurde an die GKV als Standardpopulation alters- und geschlechtsadjustiert. Der Vorteil der Sekundärdaten ist, dass sich eine große Anzahl an Versichertendaten sektorenübergreifend analysieren lässt und systematische Verzerrungen oftmals vermieden werden können (Schäfer 2011). Nichtsdestotrotz kann ein gewisser Bias aufgrund der Herkunft der Daten nicht ausgeschlossen werden, da die Daten nicht als Stichprobe der Grundgesamtheit aller Versicherten in Deutschland gezogen werden konnten. Aus diesem Grund wurde nicht von „*Repräsentativität*" im Zusammenhang mit dem Datensatz gesprochen. Der Datensatz beinhaltet ausschließlich gesetzlich Versicherte, so dass bei den Berechnungen im Gegensatz zu den Primärdatenerhebungen keine privatversicherten Kinder und Jugendlichen berücksichtigt werden konnten.

- Komorbiditäten: Aufgrund der Hierarchisierungen in den HMG wird jeweils nur die schwerste Ausprägung einer Erkrankung ausgewiesen. Es kann durchaus der Fall sein, dass ein Versicherter beispielsweise zwei Begleiterkrankungen hat, aber die eine durch die andere dominiert wird (wie beispielsweise im Fall von Herzerkrankungen). Hierbei ist die Systematik des Zuweisungsalgorithmus des BVA zu berücksichtigen (Bundesversicherungsamt 2008b). Die Verwendung der HMG wurde präferiert, um das Komorbiditätsprofil der Versicherten auf Basis unterschiedlicher Krankheitsbilder darzustellen. Die Hierarchisierungsendpunkte der Morbiditätsgruppen (MG) stellen die jeweils schwerste Ausprägung einer Erkrankung dar und gewährleisten somit auch, dass der medizinische Verlauf einer Krankheit innerhalb eines Kalenderjahres explizit berücksichtigt wird und die unterschiedlichen Krankheitsstadien bzw. Ausprägungsformen nicht mehrfach gezählt werden. Insbesondere bei der Auszählung der HMG zur Darstellung der Komorbiditätsprofile (siehe Kapitel 3.1.4) würde ein Versicherter mit einem schweren Herzleiden evtl. mehrere MG aufweisen, die aber alle einer Grunderkrankung (dem Herzleiden) zuzuordnen ist. Ein Versicherter mit einem Herzleiden und jeweils einer MG für eine Koronare Herzerkrankung (KHK), einer stabilen Angina Pectoris, einer instabilen Angina Pectoris und einem Myokardinfarkt (wobei die vier MG medizinisch alle in einem Kausalzusammenhang stehen) würde genauso eine MG-Anzahl von vier aufweisen wie ein Versicherter mit einem Diabetes mellitus, einer Depression, einer KHK und einer Leukämie (die jeweils nur in Form einer MG vorliegen). Beide Versicherte hätten eine vergleichbare Morbiditätslast in Form der MG-Anzahl, wenngleich einer der beiden Versicherten eigentlich nur eine Grunderkrankung (Herzleiden - basierend auf mehreren MG), der andere Versicherte aber mehrere – voneinander unabhängige – Krankheiten aufweist. Bei Konzentration auf HMG würde der Versicherte mit dem Herzleiden nur eine HMG aufweisen, der Versicherte mit den vier voneinander unabhängigen Krankheiten jedoch vier HMG. Aus diesem Grund erscheint für die Darstellung und Analyse von Komorbiditätsprofilen eine Konzentration auf HMG sinnvoll.

- Medikation: Bei der Medikation wurde eine Kreuzvalidierung durchgeführt, d.h. der Versicherte musste zum einen eine entsprechende gesicherte L40.x Diagnose im ambulanten Bereich oder eine Hauptdiagnose im stationären Bereich aufweisen und ein relevantes Psoriasis-Medikament erhalten haben. Es konnte allerdings aufgrund der vorliegenden Daten nicht ausgeschlossen werden, dass ein Versicherter mit

Psoriasis und einem relevanten Medikament für Psoriasis das Medikament für eine andere Begleiterkrankung erhalten hat. Die Kosten für die Arzneimittel beziehen sich lediglich auf Arzneimittel, die von der GKV für die Indikation als erstattungsfähig gelten.

Primärdatenanalyse - Ärzte

- Adressensample: Bei der Stichprobenziehung wurde ein zur Verfügung stehendes Adressensample aus dem Jahre 2009 verwendet. Die Aktualität der Adressen konnte aufgrund der hohen Anzahl der Datensätze nur stichprobenartig überprüft werden. Der niedrige Rücklauf der ungeöffneten Postzustellungen (Adresse falsch oder verzogen) legt allerdings nahe, dass die meisten der versandten Fragebögen beim Adressaten angekommen sind.
- Antworttendenz: Die Darstellung des Patientenkollektives und die Einschätzung zum Behandlungserfolg erfolgte auf Basis der subjektiven Einschätzung des Arztes und kann daher auch einem Bias unterliegen unter der Annahme, dass jeder Arzt seine eigene Behandlung der Kinder und Jugendlichen mit Psoriasis eher positiv darstellen möchte.

Primärdatenanalyse - Kinder, Jugendliche sowie Eltern

- Entwicklungsstufe: Die Befragung von Kindern und Jugendlichen gestaltet sich aufgrund mehrerer Aspekte generell schwierig. Die teilgenommenen Kinder und Jugendlichen (Alter $\leq$ 18) befanden sich zwischen 4 und 18 Jahren und somit in einer unterschiedlichen Entwicklungsstufe. Je jünger der Proband war desto schwieriger war es, für ihn den Fragebogen beantworten zu können, während es für die älteren Probanden womöglich zu kindlich war. Dieses Problem stellt sich grundsätzlich bei Primärdatenerhebungen innerhalb dieser Zielgruppe.
- Lebensqualität: Das verwendete Lebensqualitätsinstrument CDLQI wurde

für den englischsprachigen Raum validiert und durch Vor- und Rückwärtsübersetzung in die deutsche Sprache übersetzt. Der CDLQI wurde für den deutschen Gebrauch nicht separat validiert. Die Cartoon-Version (mit den gleichen Fragen, aber anderem Layout) wurde innerhalb der Studie zwar nicht verwendet, aber vom Lehrstuhl für Medizinmanagement im Rahmen der Studie in die deutsche Sprache übersetzt. Die in die deutsche Sprache transferierte Version des CDLQI ist verfügbar unter (http://www.dermatology.org.uk/downloads/CDLQI_cartoon_german.pdf).

- Online-Befragung: Aufgrund der Online-Befragung ist eine Selektion der Teilnehmer durch das Medium nicht auszuschließen. Dies kann zu Verzerrungen bei einigen Fragen (z.B. Informationssuche zur juvenilen Psoriasis) geführt haben.

5 Zusammenfassung

Hintergrund: Ziel des vorliegenden Forschungsprojektes war die Deskription der Epidemiologie und Versorgungssituation der juvenilen Psoriasis in Deutschland.

Methodik: Als Grundlage dienten sowohl Sekundärdaten der Gesetzlichen Krankenversicherung aus dem Jahre 2007 als auch zwei Primärdatenerhebungen aus dem Jahre 2010. Es wurden Ärzte zur Versorgungssituation der juvenilen Psoriasis befragt, die betroffene Kinder und Jugendliche aus dem Dokumentationsjahr 2009 in die Studie einschlossen. Bei einer weiteren Befragung wurden Kinder und Jugendliche sowie Eltern zu dem Krankheitsbild, der Behandlung und die Auswirkungen auf das Familien-, Sozial- und Berufsleben der Eltern befragt. In diesem Zusammenhang wurde die Lebensqualität mit dem Children Dermatology Life Quality Index (CDLQI) erhoben.

Ergebnisse: Die vorliegenden Ergebnisse zeigen, dass die juvenile Psoriasis mit einer Prävalenz von 0,4% zu den häufigsten Hauterkrankungen bei Kindern und Jugendlichen (Alter ≤ 18) zählt. Die Prävalenz stieg linear von 0,1% im Alter von einem Jahr bis 0,8% im Alter von 18 Jahren. Die Erkrankung zeigte zahlreiche Besonderheiten im Vergleich zur Psoriasis bei Erwachsenen auf. Betroffene Körperstellen waren meist der Kopf, die Extremitäten, der Rumpf sowie das Gesicht. Viele Kinder klagten über Juckreiz und Kratzspuren. Behandelt wurde die juvenile Psoriasis meist mit topischen Corticosteroiden und Vitamin-D3-Analoga. Die juvenile Psoriasis war mit Komorbiditäten verbunden, wobei insbesondere Stoffwechselerkrankungen, kardiovaskuläre Erkrankungen als auch psychische Erkrankungen identifiziert wurden. Die juvenile Psoriasis hatte einen mittelmäßigen Einfluss (CDLQI = 7,6) auf die Lebensqualität der Kinder und Jugendlichen. Darüber hinaus wirkte sich die Erkrankung auf das Familien-, Sozial- und Berufsleben der Eltern aus, die sich insbesondere Gedanken um die Zukunft ihrer Kinder machten.

Diskussion: Die Psoriasis stellt insbesondere im Kindes- und Jugendalter große Herausforderungen an Diagnostik und Therapie. Die Dermatose wird in den meisten Fällen mit topischen Corticosteroiden behandelt, wobei viele Wirkstoffe für die juvenile Psoriasis nicht zugelassen sind. Darüber hinaus ist die Psoriasis mit mehreren Komorbiditäten verbunden.

Fazit: Zusammenfassend zählt die Psoriasis bei Kindern und Jugendlichen zu den häufigsten Hauterkrankungen und stellt besondere Herausforderungen an die Betroffenen und deren Eltern. Ein weiterer Ausbau der epidemiologischen Forschung zur juvenilen Psoriasis auf der einen Seite und die Einführung von Therapiestandards durch Leitlinien in der Praxis auf der anderen Seite sind notwendige nächste Schritte zur Verbesserung der Versorgungssituation von Kindern und Jugendlichen mit Psoriasis in Deutschland.

6 Literaturverzeichnis

1. Altmeyer, P., Paech, V., Ardabilli, M. et al. (2005): Therapielexikon Dermatologie und Allergologie. 2. Auflage. New York, Berlin, Heidelberg: Springer-Verlag.
2. Altobelli, E., Petrocelli, R., Marziliano, C. et al. (2007): Family history of psoriasis and age at disease onset in Italian patients with psoriasis. Br J Dermatol. 156, 1400-1401.
3. Arzneimittelkommission der deutschen Ärzteschaft (2009): Neue Arzneimittel - Information der Arzneimittelkommission der deutschen Ärzteschaft (AkdÄ), Online-Publikation; http://www.akdae.de/Arzneimitteltherapie/NA/Archiv/2009001-Stelara45mgInjektionsloesung.pdf.
4. Augustin, M. (2008): Anspruch und Wirklichkeit: Aktuelle Daten zur Versorgung der Psoriasis. Pressekonferenz in Hamburg zum Weltpsoriasistag am 29.10.2008, Online-Publikation; http://www.psobest.de/downloads/Vortrag_Pressekonferenz_291008_Augustin.pdf.
5. Augustin, M., Ehlken, B., Zschocke, I., Berger, K. (2005): Die Psoriasistherapie in der dermatologischen Praxis führt zu verbesserter Lebensqualität - Ergebnisse einer naturalistischen Multizenter-Studie. Akt Dermatol. 31(7), 321-327.
6. Augustin, M., Glaeske, G., Radtke, M.A., Christophers, E., Reich, K., Schäfer, I. (2010): Epidemiology and comorbidity of psoriasis in children. Br J Dermatol. 162, 633-636.
7. Augustin, M., Zschocke, I., Seidenglanz, K., Lange, S., Schiffler, A., Amon, U. (2000): Validation and clinical results of the FLQA-d, a quality of life questionnaire for patients with chronic skin diseases. Dermatol Psychosom. 1, 12-17.

8. Barisic-Drusko, V., Rucevic, I. (2004): Trigger Factors in childhood psoriasis and vitiligo. Coll Antropol. 28(1), 277-285.
9. Beattie, P.E., Lewis-Jones, M.S. (2006): A comparative study of impairment of quality of life in children with skin disease and children with other chronic childhood diseases. Pediatr Dermatol. 155, 145-151.
10. Belazarian, L. (2008): New insights and therapies for teenage psoriasis. Curr Opin Pediatr. 20, 419-424.
11. Benoit, S., Goebeler, M. (2006): Therapy of Childhood Psoriasis. Akt Dermatol. 32(5), 211-215.
12. Benoit, S., Hamm, H. (2007): Childhood psoriasis. Clin Dermatol. 25, 555-562.
13. Benoit, S., Hamm, H. (2009): Psoriasis im Kindes- und Jugendalter. Klinik und Therapie. Hautarzt. 60(2), 100-108.
14. Berneburg, M., Brod, C., Benedix, F. (2005): Neue und etablierte Indikationen der UV-B-311-nm-Phototherapie. JDDG. 3(11), 874-882.
15. Boehncke, W.H. (2005): Etanercept - neue Therapieoption bei der Plaque-Psoriasis, In: Burmester, G.R.: Etanercept - Therapeutische Anwendungen in Klinik und Praxis, Berlin, Heidelberg, New York: Springer-Verlag; 42-47.
16. Bonifati, C., Berardesca, E. (2007): Clinical outcome measures of psoriasis. Reumatismo. 59(1), 64-67.
17. Brauser, D. (2010): Children with Psoriasis at Risk of Developing Psychiatric Disorders. Online-Publikation; http://www.medscape.com/viewarticle/718347.
18. Brecher, A.R., Orlow, S.J. (2003): Oral retinoid therapy for dermatologic conditions in children and adolescents. J Am Acad Dermatol. 49, 171-182.
19. Brockow, K., Abeck, D. (2006): Psoriasis vulgaris. In: Abeck, D., Cremer, H. (Hrsg.) Häufige Krankheiten im Kindesalter. Berlin, Heidelberg, New York: Springer-Verlag; 109-116.

20. Brune, A., Miller, D.W., Lin, P. et al. (2007): Tacrolimus ointment is effective for psoriasis on the face and intertriginous areas in pediatric patients. Pediatr Dermatol. 24, 76-80.

21. Bulliger, M., von Mackensen, S., Kirchberger, I. (1994): KINDL ein Fragebogen zur Erfassung der Lebensqualität von Kinder. Z Gesundh. 2, 64-77.

22. Bundesärztekammer (2010): Berufstätige Ärztinnen und Ärzte nach Arztgruppen zum 31.12.2009. Online-Publikation; http://www.bundesaerztekammer.de/page.asp?his=0.3.8175.8177.

23. Bundesversicherungsamt (2008a): Satzart 40 für Kassenart GKV - Jahresausgleich für Ausgleichsjahr 2007, Online-Publikation; http://www.bundesversicherungsamt.de/cln_108/nn_1046748/DE/Risikost rukturausgleich/Risikostrukturausgleich__bis__2008/Jahresausgleich__20 07.html.

24. Bundesversicherungsamt (2008b): So funktioniert der neue Risikostrukturausgleich im Gesundheitsfonds, Online-Publikation; http://www.bundesversicherungsamt.de/cln_115/nn_1046668/DE/Risikost rukturausgleich/Wie_funktioniert__Morbi__RSA,templateId=raw,propert y=publicationFilepdfWie_funktioniert_Morbi_RSA.pdf.

25. Burden, A.D. (1999): Management of psoriasis in childhood. Clin Exp Dermatol. 24, 341-345.

26. Chren, M., Lasker, R.J., Quinn, L.M., Mostow, E.N., Zyzanski, S.J. (1996): Skindex, a Quality-of-Life measure for patients with skin diseases: reliability, validity and responsibeness. J Invest Dermatol. 107, 707-713.

27. Claes, C., Kulp W., Greiner W. et al. (2006): Therapie der mittelschweren und schweren Psoriasis, Schriftenreihe Health Technology Assessment, 34, Köln.

28. Coffey, J., Landells, I. (2002): Topical Treatment of Psoriasis in Children. Skin Therapy Letter. 7(4), 4-7.

29. CVderm (2010): Kinder mit Psoriasis werden frühzeitig behandelt und erlangen eine gute Lebensqualität, Online-Publikation; http://www.versorgungsziele.de/2010/10/27/kinder-mit-psoriasis-werden-fruhzeitig-behandelt-und-erlangen-eine-gute-lebensqualitat/.

30. Dadlani, C., Orlow, S.J. (2005): Treatment of children and adolescents with methotrexate, cyclosporine and etanercept: review of the dermatologic and rheumatologic literature. J Am Acad Dermatol. 52, 316-340.

31. Darley, C.R., Cunliffe, W.J., Green, C.M., Hutchinson, P.E., Klaber, M.R., Downes, N. (1996): Safety and efficacy of calcipotriol ointment (Dovonex) in treating children with psoriasis vulgaris. Br J Dermatol. 135, 390-393.

32. De Jager, M.E., De Jong, E.M., van de Kerkhof, P.C., Seyger, M.M. (2009a): Efficacy and safety of treatments for childhood psoriasis: a systematic literature review. J Am Acad Dermatol. 62(6), 1013-1030.

33. De Jager, M.E., van de Kerkhof, P.C., De Jong, E.M. et al. (2009b): Epidemiology and prescribed treatments in childhood psoriasis: a survey among medical professionals. J Dermatolog Treat. 20(5), 254-258.

34. De Jager, M.E., van de Kerkof, P.C., De Jong, E.M., Seyger, M.M. (2010): A cross-sectional study using the Children's Dermatology Life Quality Index (CDLQI) in childhood psoriasis: negative effect on quality of life and moderate correlation of CDLQI with severity scores. British Association of Dermatologists. 163, 1099-1101.

35. Deutscher Psoriasis Bund (2011a): Psoriasis bei Kindern und Jugendlichen, Print-Broschüre, Hamburg.

36. Deutscher Psoriasis Bund (2011b): Deutscher Psoriasis Bund e.V. Online-Publikation; http://www.psoriasis-bund.de.

37. DIMDI (2011): ATC-Klassifikation mit definierten Tagesdosen, Online-Publikation; http://www.dimdi.de/static/de/klassi/atcddd/index.htm.

38. Dogra, S., Handa, S., Kanwar, A.J. (2004): Methotrexate in severe childhood psoriasis. Pediatr Dermatol. 21, 283-284.

39. Farber, E.M., Carlson, R.A. (1966): Psoriasis in childhood. Calif Med. 105, 415-420.
40. Farber, E.M., Nall, M.L. (1974): The natural history of psoriasis in 5,600 patients. Dermatologica. 148, 1-18.
41. Farber, E.M., Nall, M.L. (1998): Epidemiology: Natural history and genetics. In: Roenigk, H.H., Maibach, H.I. (Eds): Psoriasis. New York: Marcel Dekker; 107-158.
42. Farber, E.M., Nall, M.L. (1999): Childhood psoriasis. Cutis. 64, 309-314.
43. Farnsworth, N.N., George, S.J., Hsu, S. (2005): Successful use of infliximab following a failed course of etanercept in a pediatric patient, Dermatol Online J, 11(3), 11.
44. Finlay, A.Y. (2011): CDLQI (german) - validated?, Protokoll vom 28.02.2011.
45. Finlay, A.Y., Kahn, G.K. (1994): Dermatology life quality index (DLQI): a simple practical measure for routine clinical use. Clin Exp Dermatol. 19, 210-216.
46. Fond, L., Michel, J.L., Gentil-Perret, A. et al. (1999): Psoriasis in childhood. Arch Pediatr. 6, 669-674.
47. Fredriksson, T., Pettersson, U. (1978): Severe psoriasis - oral therapy with a new retinoid. Dermatologica. 157(4), 238-244.
48. Gelfand, J.M., Neimann, A.L., Shin, D.B., et al. (2006): Risk of myocardial infarction in patients with psoriasis. JAMA; 296, 1735-1741.
49. Gelfand, J.M., Weinstein, R., Porter, S.B., Neimann, A.L., Berlin, J.A., Margolis, D.J. (2005): Prevalence and treatment of psoriasis in the United Kingdom: A population-based study. Arch Dermatol. 141, 1537-1541.
50. Gemeinsamer Bundesausschuss (2008): Richtlinie Methoden vertragsärztliche Versorgung (Balneophototherapie). Online-Publikation; http://www.g-ba.de/informationen/beschluesse/645/

51. Gerdes, S., Mrowietz. U. (2006): Klassische Therapien der topischen Psoriasisbehandlung. Hautarzt. 57, 666-671.
52. Gladman, D.D., Antoni, C., Mease, P. et al. (2005): Psoriatic arthritis: epidemiology, clinical features, course and outcome. Ann Rheum Dis. 64(2), 14-17.
53. Griffith, E.M., Strober, B., van de Kerkhof, P. (2010): Comparison of Ustekinumab and Etanercept for Moderate-to-Severe Psoriasis. N Engl J Med. 362, 118-128.
54. Gupta, M.A., Gupta, A.K. (1998): Depression and suicidal ideation in dermatology patients with acne, alopecia areata, atopic dermatitis and psoriasis. Br J Dermatol. 139, 846-850.
55. Hampel, P., Petermann, F., Schmidt, S. et al. (1999): Cognitive-behavioral stress management training as a major component of patient education for children and adolescents with psoriasis: Preliminary data. Prav Rehab. 11, 37-46.
56. Hawrot, A.C., Metry, D.W., Theos, A.J., Levy, M.L. (2006): Etanercept for psoriasis in the pediatric population: experience in nine patients. Pediatr Dermatol. 23(1), 67-71.
57. Hazard, E., Cherry, S.B., Lalla, D. et al. (2006): Clinical and economic burden of psoriasis. Manag Care Interface. 19, 20-26.
58. Howard, R., Tsuchiya, A. (1998): Adult Skin disease in the pediatric patient. Dermatol Clin. 16(3): 593-608.
59. Jain, V.K., Aggarwal, K., Jain, K., Bansal, A. (2007): Narrow-band UV-B phototherapy in childhood psoriasis. Int J Dermatol. 46; 320-322.
60. Jury, C.S., Mc Henry, P., Burden, A.D. et al. (2006): Narrowband ultraviolet B (UVB) phototherapy in children. Clin Exp Dermatol. 31, 196-199.
61. Kämpfe, S., Schäfer, I., Glaeske, G. et al. (2011): Prävalenz und Versorgung der juvenilen Psoriasis vulgaris in Deutschland – Ergebnisse

einer Sekundärdatenanalyse, Poster 181, 10. Deutscher Kongress für Versorgungsforschung, 20 - 22. Oktober 2011, Köln.

62. Kaur, I., Dogra, S., De, D., Kanwar, A.J. (2008): Systemic methotrexate treatment in childhood psoriasis: further experience in 24 children from India. Pediatr Dermatol. 25,184-188.

63. Kerscher, M., Lehmann, P. Plewig, G. (1994): PUVA-Bad-Therapie - Indikationen und praktische Durchführung. Hautarzt. 45, 8.

64. Kremers, H.M., McEvoy, M., Dann, F.J., Gabriel, S.E. (2007): Heart disease in psoriasis. J Am Acad Dermatol. 57, 347-354.

65. Kress, D.W. (2006): Etanercept therapy improves symptoms and allows tapering of other medications in children and adolescents with moderate to severe psoriasis. J Am Acad Dermatol. 54(3-2), 126-128.

66. Kroener, C., Koletzko B. (2010): Pädiatrische Dermatologie - Basiswissen Pädiatrie. Berlin, Heidelberg: Springer-Verlag.

67. Krueger, G., Koo, J., Lebwohl, M. (1998): The impact of psoriasis on quality of life: results of a 1998 National Psoriasis Foundation patient-membership survey. Arch Dermatol. 137, 280-284.

68. Kumar, B., Jain, R., Sandhu, K. et al. (2004): Epidemiology of childhood psoriasis: a study of 419 patients from northern India. Int J Dermatol. 43, 654-658.

69. Kundakci, N., Türsen, Ü., Babiker, M.O.A., Gürgey, E. (2002): The evaluation of the sociodemographic and clinical features of Turkish psoriasis patients . Int J Dermatol. 41, 220-24.

70. Langley, R.G., Paller A.S., Adelaide, A.H., et al. (2010): Patient-reported outcomes in pediatric patients with psoriasis undergoing etanercept treatment: 12-week results from a phase III randomized controlled trial. J Am Dermatol. 64(1), 64-70.

71. Lebwohl, M., Ast, E., Callen, J.P., Cullen, S.I., Hong, S.R., Kulp-Shorten, C.L. (1998): Once-daily tazarotene gel versus twice-daily fluocinonide

cream in the treatment of plaque psoriasis. J Am Acad Dermatol. 38(5-1), 705-711.

72. Lehman, J.S., Rahil, A.K. (2008): Congenital Psoriasis: Case Report and Literature Review. Pediatr Dermatol. 25, 332-338.

73. Lewis-Jones, M.S., Finlay, A.Y. (1995). The Children's Dermatology Life Quality Index (CDLQI): initial validation and practical use. Br J Dermatol. 132, 942-949.

74. Lewkowitz, D., Gottlieb, A.B. (2004): Pediatric Psoriasis and psoriatic arthritis. Dermatol Ther. 17(5), 364-375.

75. Loeffel, E.D. (1978): Psoriasis in adolescence. Major Problems. Clin Paediatr. 19, 143-162.

76. Louden, B., Pearce, D., Lang, W., Feldman, S. (2004): A simplified psoriasis area severity index (SPASI) for rating psoriasis severity in clinic patients. Dermatol Online J. 10(2), 7.

77. Lukas, A., Wolf, G., Fölster-Holst, R. (2006): Besonderheiten der topischen und systemischen Dermatotherapie im Kindesalter. JDDG. 8, 658-678.

78. Mahe, E., Bodemer, C., Pruszkowski, A. et al. (2001): Cyclosporine in childhood psoriasis. Arch Dermatol. 137, 1532-1533.

79. Marcoux, D., Prost, Y. (2002): Pediatric psoriasis revisited. J Cutan Med Surg. 6, 22-28.

80. Menter, M.A., Cush, J.M. (2004): Successful treatment of pediatric psoriasis with infliximab. Pediatr Dermatol. 21, 87-88.

81. Morris, A., Rogers, M., Fischer, G., Williams, K. (2001): Childhood psoriasis: a clinical review of 1262 cases. Pediatr Dermatol. 18, 1888-1998.

82. Mrowietz, U. (2006): Psoriasis. In: Traupe, H., Hamm, H. (Hrsg.). Pädiatrische Dermatologie. Berlin, Heidelberg, New York: Springer-Verlag; 391-401.

83. Naldi, L., Chatenoud, L., Linder, D. et al. (2005): Cigarette smoking, body mass index, and stressful life events as risk factors for psoriasis: results from an Italian case-control study. J Invest Dermatol. 125, 61-7.
84. Nanda, A., Al-Fouzan, A.S., El-Kashlan, M.et al. (2000): Salient features and HLA markers of childhood psoriasis in Kuwait. Clin Exp Dermatol. 25, 147-151.
85. Nast, A. Boehnecke, W.H., Mrowietz, U. et al. (2011): S3 - Leitlinie zur Therapie der Psoriasis vulgaris. Online-Publikation; http://www.awmf.org/uploads/tx_szleitlinien/013-0011_S3_Psoriasis_vulgaris_Therapie_01.pdf.
86. Nast, A., Kopp I., Augustin, A. et al. (2006): S3-Leitlinie zur Therapie der Psoriasis vulgaris. JDDG. 4, S1-S126.
87. National Psoriasis Foundation (2010): World Psoriasis Day. Online-Publikation; http://www.psoriasis.org/netcommunity/events_wpd.
88. National Psoriasis Foundation (2011): Childhood psoriasis and bullying: National Psoriasis Foundation survey snapshot. Online-Publikation; http://www.psoriasis.org/NetCommunity/Page.aspx?pid=1310.
89. Nevitt, G.J., Hutchinson, P.E. (1996): Psoriasis in the community: prevalence, severity and patients' beliefs and attitudes towards the disease. Br J Dermatol. 135, 533-537.
90. Nyfors, A., Lemholt, K. (1975): Psoriasis in children. A short review of 245 cases. Br J Dermatol. 92, 437-442.
91. Oranje, A.P., Marcoux, D., Svensson, A., Prendiville, J., Krafchik, B., Toole, J. et al. (1997): Topical calcipotriol in childhood psoriasis. J Am Acad Dermatol. 36, 203-208.
92. Ortiz-Urda, S., Rappersberger, K. (2003): Neue Immunsuppressiva in der Therapie der Psoriasis. Hautarzt. 54, 230-236.

93. Paller, A.S., Siegfried, E.C., Eichenfield, L.F., Pariser, D., Langley, R.G. et al. (2010): Long-term etanercept in pediatric patients with plaque psoriasis. JAAD. 63(5), 762-768.
94. Paller, A.S., Siegfried, E.C., Langley, R.G. et al. (2008): Etanercept treatment for children and adolescents with plaque psoriasis. N Engl J Med. 358, 241-251.
95. Papoutsaki, M., Costanzo, A., Mazzotta, A., Gramiccia, T., Soda, R., Chimenti, S. (2006): Etanercept for the treatment of severe childhood psoriasis. Br J Dermatol. 154(1): 181-183.
96. Petty, R.E., Southwood, T.R., Manners, P. et al. (2004): International League of Associations for Rheumatology classification of juvenile idiopathic arthritis: second revision. J Rheumatol. 31, 390-392.
97. Picardi, A., Mazzotti, E., Gaetano, P., Cattaruzza, M.S., Balivia, G., Melchi, C.F., Biondi, M., Pasquini, P. (2005): Stress, Social Support, Emotional Requlation, and Exacerbation of Diffuse Plaque Psoriasis. Psychosomatics. 46(6), 556-564.
98. Price, M.R., Bratton, D.L., Klinnert, M.D. (2002): Caregiver negative affect is aprimary determinant of caregiver report of pediatric asthma quality of life. Ann Allergy Asthma Immunol. 89, 572-577.
99. Proudfoot, L., Higgins, E., Davids, J. (2009): Psoriasis in children: current approaches to management. Prescriber. 20(11), 35-43.
100. Prüfer, P., Rexroth, M. (1996): Verfahren zur Evaluation von Survey-Fragen: Ein Überblick, In: ZUMA-Nachrichten. 39, 95-112.
101. Raychaudhuri, S.P., Gross, J. (2000): A comparative study of pediatric onset psoriasis with adult onset psoriasis. Pediatr Dermatol. 17, 174-178.
102. Reich, K., Hummel, K.M., Beckmann, I. et al. (2002): Treatment of severe psoriasis and psoriatic arthritis with leflunomide. Br J Dermatol. 146, 335-336.

103. Reich, K., Mrowietz, U. (2007): Treatment goals in psoriasis. JDDG. 5, 566-574.
104. Remitz, A., Reitamo, S., Erkko, P., Granlund, H., Lauerma, A. (1999): Tacrolimus ointment improves psoriasis in a microplaque assay. Br J Dermatol. 141, 103-107.
105. Rich, P., Scher, R.K. (2003): Nail Psoriasis Severity Index: a useful tool for evaluation of nail psoriasis. J Am Acad Dermatol. 49(2), 206-212.
106. Rogers, M. (2002): Childhood psoriasis. Curr Opin Pediatr. 14, 404-409.
107. Ruiz-Maldonado, R., Tamayo-Sanchez, L., Orozco-Covarrubias, M.L. (1998): The use of retinoids in the pediatric patient. Dermatol Clin. 16, 553-569.
108. Sander, P., Happe, M., Stücker, M. et al. (1999): Tazaroten verstärkt den antipsoriatischen Effekt von Dithranol bei der chronischen stationären Psoriasis (CSP). Hautarzt. 50, 723-727.
109. Schäfer, I., Rustenbach, S.J., Radtke, M., Augustin, J., Glaeske, G., Augustin, M. (2011): Epidemiologie der Psoriasis in Deutschland - Auswertung von Sekundärdaten einer gesetzlichen Krankenversicherung. Gesundheitswesen. 73; 308-313.
110. Schäfer, T. (2006): Epidemiology of psoriasis. Review and the German perspective. Dermatology. 212, 327-337.
111. Scholl, A. (2003): Die Befragung. Sozialwissenschaftliche Methode und kommunikations-wissenschaftliche Anwendung, Konstanz: UVK (UTB).
112. Seyhan, M., Coskun, B.K., Saglam, H. et al. (2006): Psoriasis in childhood and adolescence: evaluation of demographic and clinical features. Pediatrics International. 48, 525-530.
113. Southwood, T.R., Petty, R.E., Malleson, P.N. et al. (1989): Psoriatic arthritis in children. Arthritis Rheum. 32, 1007-13.

114. Stachow, R., Scheewe, S., Keins, P. (2008): Merkblatt Psoriasis. Online-Publikation; http://www.fachklinik-sylt.de/media/downloads/psomerkblatt_2008.pdf.

115. Stahle, J. et al. (2010): Juvenile psoriasis and its clinical management: a European expert group consensus. Dtsch Dermatol Ges. 8(10), 812-818.

116. Steele, J.A., Choi, C., Kwong, P.C. (2005): Topical tacrolimus in the treatment of inverse psoriasis in children. J Am Acad Dermatol. 53, 713-716.

117. Sticherling, M. (2009): Juvenile Psoriasis: Kinder- und Jugendmedizin. 9, 23-30.

118. Sticherling, M., Minden, K., Küster, R.M. et al. (2007): Psoriasis und Psoriasisarthritis im Kindes- und Jugendalter. Z Rheumatol. 66, 349-354.

119. Sukhatme, S.V., Gottlieb A.B. (2009): Pediatric psoriasis: updates in biologic therapies. Dermatologic Therapy. 22, 34-39.

120. Swanbeck, G., Inerot, A., Martinsson, T., Wahlstrom, J. (1994): A population genetic study of psoriasis. Br J Dermatol. 131, 32-39.

121. Swart, E., Ihle, P. (2005): Routinedaten im Gesundheitswesen - Handbuch Sekundärdatenanalyse: Grundlagen, Methoden und Perspektiven. 1. Auflage. Bern: Huber Verlag.

122. Traupe, H., Hamm, H. (2006): Pädiatrische Dermatologie. 2. Auflage. Heidelberg: Springer-Verlag.

123. Traupe, H., Robra, B.P. (2002): Schuppenflechte. In: Robert-Koch-Institut, Statistisches Bundesamt, Gesundheitsberichterstattung des Bundes (Hrsg.), Heft 11.

124. Verbov J. (1992): Psoriasis in childhood. Arch Dis Child. 67, 75-76.

125. Wohlrab, J. (2006): Calcineurininhibitoren zur topischen Therapie der Psoriasis. Hautarzt. 57, 685-689.

126. Wozel, G. (2009): Behandlungsstrategien bei Psoriasis vulgaris und Psoriasisarthritis. Hautarzt 2009. 60, 91-99.

127. Wozel, G., Pfeiffer, C. (2002): Leflunomide a new drug for pharmacological immunomodulation. Hautarzt. 53, 309-315.

128. Zappel, K., Sterry, W., Blume-Peytavi, U. (2004): Therapieoptionen für die Psoriasis in Kindheit und Adoleszenz. J Dtsch Dermatol Ges. 2, 329-342.

129. Zvulunov, A., Anisfeld, A., Metzker, A. (1994): Efficacy of short-contact therapy with dithranol in childhood psoriasis. Int J Dermatol. 33, 808-810.

7 Anhang

Anlage 1: Primärdatenerhebung - Ärztefragebogen (1/7)

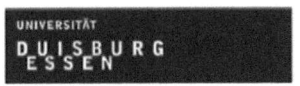

Alfried Krupp von Bohlen und
Halbach-Stiftungslehrstuhl für
Medizinmanagement

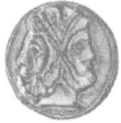

Deutscher Psoriasis
Bund e.V.

Fragebogen zur Versorgung von Kindern und Jugendlichen mit Psoriasis

Survey A: Ärzte

27. August 2010

Finale Version

Prof. Dr. Jürgen Wasem
Lehrstuhl für Medizinmanagement
Universität Duisburg-Essen

Quelle: Eigene Darstellung

Survey A

A1 Angaben zur Person und Praxis

1.1 Dokumentierende/r Ärztin/Arzt:
(auch Praxisstempel möglich)

    Vor- und Zuname: _____
    Strasse: _____
    PLZ/Ort: _____

1.2 Fachgebiet:

    ☐ Dermatologie ☐ Pädiatrie ☐ sonstige _____

1.3 Angaben zur Praxis/Klinikambulanz:

    Ortsgröße: ☐ < 10.000   ☐ 10.000 bis < 20.000   ☐ 20.000 bis < 50.000
    (nach Einwohnerzahl)   ☐ 50.000 bis < 100.000   ☐ 100.000 bis < 300.000
                           ☐ ≥ 300.000

    Anzahl der Ärzte
    in Praxis: ☐☐

1.4 Angaben zu Vergütungszwecken:

    Kontoinhaber: _____
    Kreditinstitut: _____
    Kontonummer: _____
    BLZ: _____

A2 Angaben zum Patientenkollektiv

2.1 Wie viele Kinder und Jugendliche mit juveniler Psoriasis haben Sie im letzten Jahr behandelt?

    Anzahl: ☐☐
    davon weiblich: ☐☐

Anlage 1: Primärdatenerhebung - Ärztefragebogen (2/7)
Quelle: Eigene Darstellung

Anlage 1: Primärdatenerhebung - Ärztefragebogen (3/7)

Survey A

2.2 Wie viel Prozent der Patienten werden schätzungsweise wie behandelt?

Nur topisch: ⎵⎵%
Systemisch: ⎵⎵%
Physikalisch (UV-Therapie): ⎵⎵%

2.4 Wie bestimmen Sie den Schweregrad der Psoriasis bei Kindern und Jugendlichen?

Mit meinem persönlichen ärztlichen Befund: ☐ nein ☐ ja

CDLQI	Children Dermatology Life Quality Index	☐ nein ☐ ja
KOF/BSA	betroffene Körperoberfläche/Body Surface Area	☐ nein ☐ ja
Napsi	Nail Psoriasis Severity Index	☐ nein ☐ ja
PASI	Psoriasis Area and Severity Index	☐ nein ☐ ja
PGA of Psoriasis	Physician Global Assessment of Psoriasis	☐ nein ☐ ja

Andere Methode: _____

2.3 Wie schätzen Sie den Schweregrad der Erkrankung bei Ihrem Patientenkollektiv ein?

Anteil schwere Verlaufsform: ⎵⎵%
Anteil mittlere Verlaufsform: ⎵⎵%
Anteil leichte Verlaufsform: ⎵⎵%

2.5 Einschätzung der Patientensituation
Bitte kreuzen ☒ Sie an, welche Aussagen zutreffend sind.
Aus Ihrer Sicht gibt es für den Patienten mit juveniler Psoriasis::

		gar nicht	etwas	mittelmäßig	ziemlich	sehr
1	genügend Informationen/Aufklärung					
2	zufriedenstellende topische Therapiemöglichkeiten					
3	zufriedenstellende systemische Therapiemöglichkeiten					
4	zufriedenstellende Therapiealternativen					
5	in den letzten Jahren Fortschritte seitens der Behandlung					
6	genügend Forschung/wissenschaftliche Schriften					
7	ausreichend psychische Stütze (z.B. Selbsthilfegruppen)					
8	gesellschaftliche Probleme/hohes Risiko zur Stigmatisierung					

Quelle: Eigene Darstellung

Anlage 1: Primärdatenerhebung - Ärztefragebogen (4/7)

Survey A   Einschlusskriterium: Patient zum Dokumentationszeitpunkt ≤ 18

B Angaben zum individuellen Patienten

B1 Zur Person

Patient 1

1.1 Soziodemographische Angaben

Alter:	⊔⊔ Jahre
Geschlecht:	☐ männlich ☐ weiblich
Wohnort (PLZ):	⊔⊔⊔⊔⊔
Kindergarten/Schule /	☐ Kindergartenkind ☐ Schüler-/in ☐ Auszubildende/r
Beruf:	☐ Student/-in ☐ berufstätig ☐ sonstiges_____
	☐ unbekannt
Krankenversicherung:	☐ gesetzlich
	☐ privat versichert

1.2 Anamnetische Angaben

Symptombeginn:	⊔⊔⊔⊔ (Jahr - falls *bekannt*)
Erstdiagnose:	⊔⊔⊔⊔ (Jahr)
	☐ Erstdiagnose in der eigenen Praxis
	☐ Erstdiagnose bei einem anderen Arzt
Behandlungsbeginn in eigener Praxis:	⊔⊔.⊔⊔⊔⊔ (Monat/Jahr)
Psoriasis in Familie:	☐ nein
	☐ Eltern ☐ Geschwister
	☐ sonstige_____ ☐ unbekannt
Komorbiditäten:	☐ keine
	☐ Gelenkbeteiligung ☐ Diabetes mellitus ☐ Adipositas
	☐ sonstige_____
Raucherstatus:	☐ Nichtraucher ☐ Raucher ☐ unbekannt
Alkoholkonsum:	☐ nein ☐ ja ☐ unbekannt
Anzahl Arztkontakte:	⊔ (∅ pro Quartal)

Quelle: Eigene Darstellung

Anlage 1: Primärdatenerhebung - Ärztefragebogen (5/7)

Survey A

1.3 Wie ist dieser Patient zu Ihnen gekommen?
☐ direkter Kontakt
☐ Überweisung durch:
  ☐ Allgemeinmediziner/Hausarzt ☐ Dermatologe
  ☐ Pädiater ☐ andere _____

B2 Krankheitsbild der Psoriasis bei Kindern und Jugendlichen

Die nachfolgenden Angaben beziehen sich auf das Kalenderjahr 2009 (I/2009 – IV/2009)

2.1 Symptomatik (I/2009 – IV/2009)

Juckreiz ☐ nein ☐ ja   Kratzspuren ☐ nein ☐ ja

2.2 Welches sind die betroffenen Körperteile? (I/2009 – IV/2009)
☐ Gesicht ☐ Kopfhaut   ☐ Hals   ☐ Brust/Bauch
☐ Arme   ☐ Hände   ☐ Beine   ☐ Füße
☐ Rücken   ☐ Genitalbereich ☐ Gesäß   ☐ Gelenke
☐ Nägel   ☐ andere _____

2.3 Wie ist der Schweregrad des betroffenen Patienten? (I/2009 – IV/2009)

	max.	zuletzt
☐ CDLQI – Children Dermatology Life Quality Index	___	___
☐ KOF/BSA – betroffene Körperoberfläche	___	___
☐ Napsi – Nail Psoriasis Severity Index	___	___
☐ PASI – Psoriasis Area and Severity Index	___	___
☐ PGA – Physician Global Assessment of Psoriasis	___	___
☐ Andere Methode: _____	___	___
☐ keine Erhebung		

2.4 Welche Form der Psoriasis wurde diagnostiziert? (I/2009 – IV/2009)
☐ Psoriasis vulgaris/Plaque Psoriasis ☐ Psoriasis capitis   ☐ Windelpsoriasis
☐ Psoriasis pustulosa   ☐ Psoriasis guttata   ☐ Psoriasis palmo-plantaris
☐ Psoriasis generalisata   ☐ Psoriasis arthritis ☐ Nagelpsoriasis
☐ SAPHO-Syndrom   ☐ Psoriasis inversa   ☐ erythodermatische Psoriasis
☐ sonstige _____

Quelle: Eigene Darstellung

Anlage 1: Primärdatenerhebung - Ärztefragebogen (6/7)

Survey A

B3 Therapie

3.1 Verordnete Arzneimittel (I/2009 – IV/2009)

3.1.1 Systemische Therapie:
- ☐ Fumarsäure
- ☐ Leflunomid
- ☐ Etanercept
- ☐ Golimumab
- ☐ andere _____

- ☐ Retinoide (Acitretin)
- ☐ Methotrexat (MTX)
- ☐ Infliximab
- ☐ Naturheilmittel/Homöopathische Mittel

- ☐ Ciclosporin
- ☐ Ustekinumab
- ☐ Adalimumab

3.1.2 Topische Therapie:
- ☐ Kortison   ☐ Teer   ☐ Dithranol/Cignolin
- ☐ Tazaroten   ☐ Vitamin-D_3 u. Analoga (Calcipotriol/Calcitriol/Tacalcitol)
- ☐ Salicylsäure ☐ Harnstoff   ☐ Calcineurin-Inhibitoren (Pime-/Tacrolimus)
- ☐ Naturheilmittel/Homöopathische Mittel   ☐ andere: _____

3.2 Nichtmedikamentöse Therapie (I/2009 – IV/2009)

3.2.1 Lichttherapie:
- ☐ UVB-Phototherapie   ☐ SUP (Selektive UVB-Therapie)   ☐ Lasertherapie
- ☐ PUVA (Psoralen + UVA)   ☐ sonstige _____

3.2.2 (Sole-)Bad/ Klimatherapie:
- ☐ Sole-(Bad)   ☐ Balneo-Photo-Therapie   ☐ Klimatherapie   ☐ sonstige _____

3.3 Waren andere Facharztbesuche aufgrund der Psoriasis nötig? (I/2009 – IV/2009)
- ☐ keine
- ☐ Arzt (Fachrichtung)   Grund/Maßnahme

_____   _____
_____   _____

3.4 Stationäre Aufenthalte wegen Psoriasis: (I/2009 – IV/2009)
- ☐ keine
- ☐ Einweisung 1:   Diagnose (ICD oder DRG): _____
  - (Tag/Monat/Jahr)   Datum: von: __.__.____ bis __.__.____
- ☐ Einweisung 2:   Diagnose (ICD oder DRG): _____
  - (Tag/Monat/Jahr)   Datum: von: __.__.____ bis __.__.____

Quelle: Eigene Darstellung

Anlage 1: Primärdatenerhebung - Ärztefragebogen (7/7)

Survey A

3.5 Anschlussbehandlung/Reha wegen Psoriasis: (I/2009 – IV/2009)

☐ keine

☐ Grund für Anschlussbehandlung/Reha: _____

(Tag/Monat/Jahr) Datum: von ⎵⎵.⎵⎵.⎵⎵⎵⎵ bis ⎵⎵.⎵⎵.⎵⎵⎵⎵

3.6 Krankschreibungen/Arbeitsunfähigkeitszeiten wegen Psoriasis: (I/2009 – IV/2009)

☐ keine

☐ Arbeitsunfähigkeit (AU)
☐ Krankschreibung (Kindergarten, Schule, Studium, Beruf)

1. ⎵⎵ Tage 2. ⎵⎵ Tage 3. ⎵⎵ Tage 4. ⎵⎵ Tage 5. ⎵⎵ Tage

B4. Zufriedenheit mit der aktuellen Behandlung?

4.1 Beschreiben Sie bitte die aktuell angewandte Therapie:

Topisch: _____

Systemisch: _____

Nichtmedikamentös: _____

4.2 Sind Sie zufrieden mit dem aktuellen Ergebnis der Behandlung?
Bitte begründen Sie Ihre Meinung.

☐ ja ☐ nein ☐ unentschlossen

Begründung: _____

Vielen Dank für Ihre Mitarbeit!

Quelle: Eigene Darstellung

Anhang | 163

Anlage 2: Primärdatenerhebung - Kinder und Jugendliche sowie Eltern (1/11)

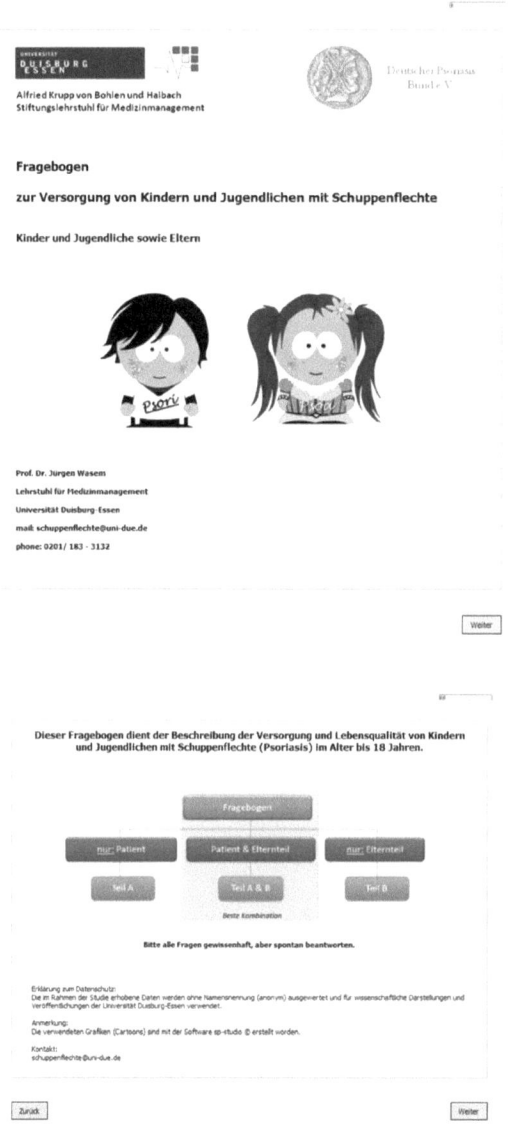

Quelle: Eigene Darstellung

Anlage 2: Primärdatenerhebung - Kinder und Jugendliche sowie Eltern (2/11)

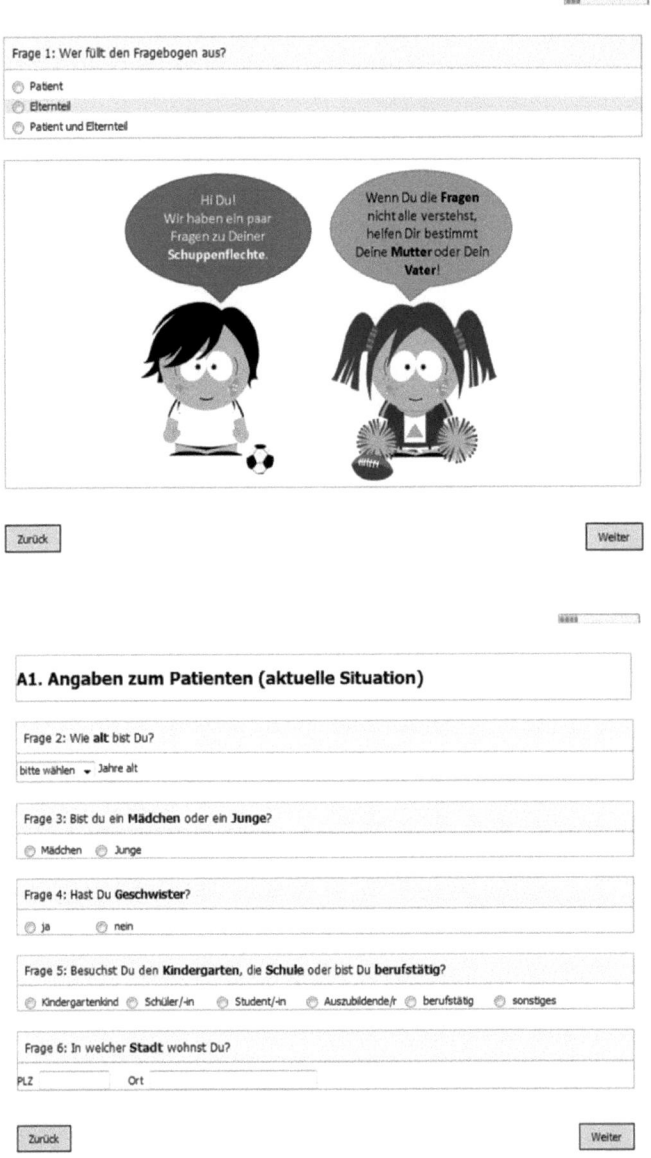

Quelle: Eigene Darstellung

Anlage 2: Primärdatenerhebung - Kinder und Jugendliche sowie Eltern (3/11)

A2. Angaben zur Erkrankung

Frage 7: **Seit welchem Jahr** hast Du Deine Schuppenflechte?

Seit bitte wählen ▼

Frage 8: Hat eines Deiner **Geschwister** auch **Schuppenflechte**?

◯ ja ◯ nein

Frage 9: Welche **Körperstellen** haben Schuppenflechte?
Bitte anklicken. Mehrere Antworten sind möglich.

Kopfhaut	Arme	Hals	Beine	Gelenke
Gesicht	Hände	Nägel	Po	
Brust/Bauch	Penis/Scheide	Füße	Rücken	

Frage 10: Was trifft auf Deine **Haut** besonders zu?
Bitte anklicken. Mehrere Antworten sind möglich.

Juckreiz   *Kratzspuren*   *nichts davon*

Frage 11: Hast Du ebenfalls Schmerzen an Deinen **Gelenken**?
Bitte benutze den Regler und führe ihn auf die richtige Position.

gar nicht — selten — manchmal — häufig — immer

Frage 12: Zigaretten / Alkohol?

	ja	nein
Rauchst Du Zigaretten?	◯	◯
Trinkst Du Alkohol?	◯	◯

[Zurück]   [Weiter]

Quelle: Eigene Darstellung

Anlage 2: Primärdatenerhebung - Kinder und Jugendliche sowie Eltern (4/11)

A3. Versorgung
A3.1 Behandlung bei Deinem Arzt

Frage 13: Seit wann gehst Du wegen Deiner Schuppenflechte zum Arzt?
Bitte **Monat** und **Jahr** eintragen: Monat [bitte wählen]   Jahr [bitte wählen]

Frage 14: Wie oft gehst Du wegen Deiner Schuppenflechte zum Arzt?
○ 1 x pro Monat
○ **häufiger?** Wenn ja, wie oft im Monat?
○ **seltener?** Wenn ja, wie oft im Jahr?

> Der Hausarzt behandelt meist alle Erkrankungen.
> Der Kinderarzt behandelt Kinder und Jugendliche.
> Der Hautarzt (Dermatologe) ist ein Experte für Hautkrankheiten.
> Manchmal wird auch im Krankenhaus behandelt.
> Bitte klicke auf Weiter.

[Zurück]   [Weiter]

> Hi Du, ich möchte Dir 2 Wörter erklären:
> Ambulant bedeutet: Du darfst am gleichen Tag wieder nach Hause
> Stationär bedeutet: Du musst über Nacht im Krankenhaus bleiben

Frage 15: Wegen meiner **Schuppenflechte** gehe ich...
Bitte kreuze in jeder Zeile an, bei welchen Ärzten Du Dich wie oft behandeln lässt.

	gar nicht	selten	manchmal	häufig	immer
zum **Haut**arzt (Dermatologe)	○	○	○	○	○
zum **Kinder**arzt (Pädiater)	○	○	○	○	○
zum **Haus**arzt (Allgemeinmediziner)	○	○	○	○	○
ins Krankenhaus (ambulant - nur tagsüber - zum **Haut**arzt)	○	○	○	○	○
ins Krankenhaus (ambulant - nur tagsüber - zum **Kinder**arzt)	○	○	○	○	○
ins Krankenhaus (stationär - auch über Nacht - zum **Haut**arzt)	○	○	○	○	○
ins Krankenhaus (stationär - auch über Nacht - zum **Kinder**arzt)	○	○	○	○	○
zur Rehaklinik (Kurort)	○	○	○	○	○

[Zurück]   [Weiter]

Quelle: Eigene Darstellung

Anlage 2: Primärdatenerhebung - Kinder und Jugendliche sowie Eltern (5/11)

Frage 16: Womit wird Deine Schuppenflechte **A K T U E L L** behandelt?
Mehrere Antworten sind möglich!

- Tabletten, Trinklösung
- Spritzen, Infusionen
- Creme, Salbe, etc.
- Licht, Laser
- Sole-Bad, Klimatherapie
- keine Behandlung

[Zurück] [Weiter]

Frage 17: Weißt Du den **Wirkstoff** Deiner Tabletten / Trinklösung?
Mehrere Antworten möglich!

- ☐ Fumarsäure
- ☐ Methotrexat (MTX)
- ☐ Retinoide (Acitretin)
- ☐ Ciclosporin
- ☐ Leflunomid
- ☐ Naturheilmittel / Homöopathische Mittel
- ☐ andere:
- ☐ andere:
- ☐ weiß den Wirkstoff nicht

Frage 18: Weißt Du den **Namen** (Wirkstoff) Deiner Spritzen/Infusionen?
Mehrere Antworten möglich!

- ☐ Enbrel® (Etanercept)
- ☐ Humira® (Adalimumab)
- ☐ Methotrexat (MTX)
- ☐ Remicade® (Infliximab)
- ☐ Simponi® (Golimumab)
- ☐ Stelara® (Ustekinumab)
- ☐ andere:
- ☐ andere:
- ☐ weiß den Namen / Wirkstoff nicht

Frage 19: Weißt Du den **Wirkstoff** Deiner Creme/ Salbe (Milch / Lotion / Gel / Lösung / Schaum / Mixtur) ?
Mehrere Antworten möglich!

- ☐ Kortison
- ☐ Dithranol / Cignolin
- ☐ Tazaroten
- ☐ Teer
- ☐ Vitamin-D3 und Analoga (Calcipotriol / Calcitriol / Tacalcitol)
- ☐ Calcineurin-Inhibitoren (Pime- / Tacrolimus)
- ☐ Salicylsäure
- ☐ Harnstoff
- ☐ Naturheilmittel / Homöopathische Mittel
- ☐ andere:
- ☐ andere:
- ☐ weiß den Wirkstoff nicht

Quelle: Eigene Darstellung

Anlage 2: Primärdatenerhebung - Kinder und Jugendliche sowie Eltern (6/11)

Frage 17: Wirst Du mit einer **Lampe / Licht** bestrahlt...

- [ ] PUVA (Psoralen + UVA)
- [ ] UVB-Therapie
- [ ] SUP (Selektive UVB-Therapie)
- [ ] Lasertherapie
- [ ] andere:
- [ ] weiß den Namen nicht

Frage 18: Welche dieser **Therapien** bekommst Du?

- [ ] Sole(-Bad) beim Arzt
- [ ] Balneo-Photo-Therapie (Bad + UVB)
- [ ] Sole/Öl(-Bad) zuhause
- [ ] Klimatherapie am Meer / Gebirge
- [ ] andere:
- [ ] weiß den Namen nicht

[Zurück]   [Weiter]

A3.4 Bewertung der Therapie

Wie zufrieden bist Du mit Deiner Therapie und wie viel Zeit brauchst Du täglich dafür?

Frage 22: Wie hast Du Deine bisherige Behandlung erlebt?
Bitte kreuze in jeder Zeile **ein** zutreffendes Kästchen an.

	gar nicht	etwas	mittelmäßig	häufig	immer
Die Behandlung belastet mich	○	○	○	○	○
Ich brauche täglich viel Zeit für die Schuppenflechte-Behandlung	○	○	○	○	○
Ich benötige fremde Hilfe (z.B. Eltern) für die Behandlung	○	○	○	○	○
Ich wünsche mir eine andere Behandlung	○	○	○	○	○
Durch die Therapie hat sich die Schuppenflechte verbessert	○	○	○	○	○

Frage 23: Wie lange brauchst Du insgesamt für Deine tägliche Behandlung?

keine Zeit	unter 15 min	15-30 min	30-60 min	über 60 min
○	○	○	○	○

[Zurück]   [Weiter]

Quelle: Eigene Darstellung

Anlage 2: Primärdatenerhebung - Kinder und Jugendliche sowie Eltern (7/11)

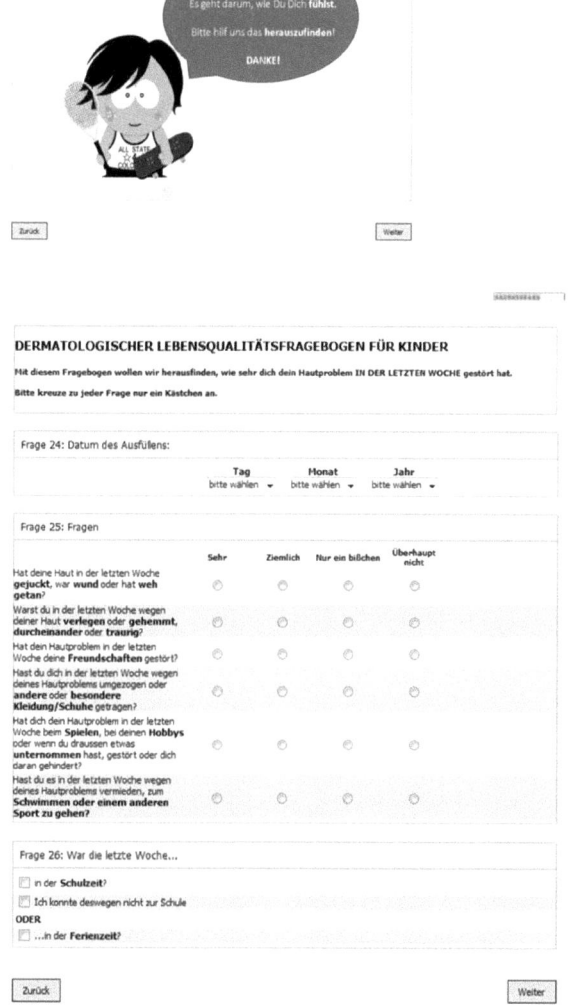

Quelle: Eigene Darstellung

Anhang | 170

Anlage 2: Primärdatenerhebung - Kinder und Jugendliche sowie Eltern (8/11)

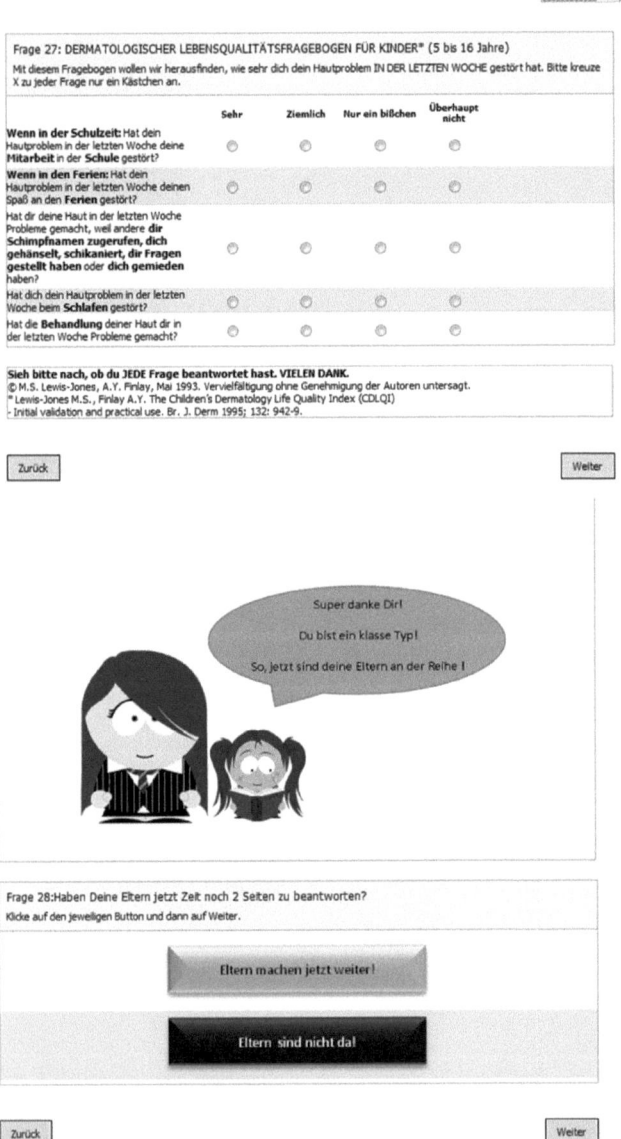

Quelle: Eigene Darstellung

Anlage 2: Primärdatenerhebung - Kinder und Jugendliche sowie Eltern (9/11)

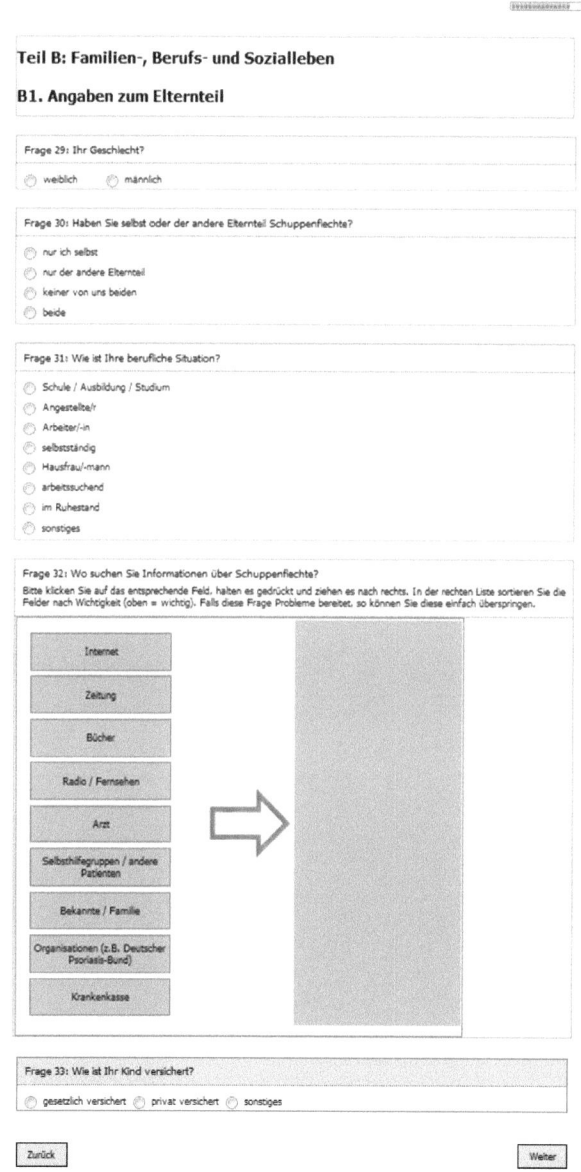

Quelle: Eigene Darstellung

Anlage 2: Primärdatenerhebung - Kinder und Jugendliche sowie Eltern (10/11)

B2. Familien-, Berufs- und Sozialleben

Frage 34: Als Elternteil **belasten** mich:
Bitte bewegen Sie den Schieberegler in die gewünschte Position.

Aussage	gar nicht	etwas	mittelmäßig	ziemlich	sehr
Die körperlichen Beschwerden meines Kindes					
Die psychischen Beschwerden meines Kindes					
Die Reaktion des Umfeldes in der Öffentlichkeit					
Der für die Behandlung erforderliche Zeitaufwand					
Die zusätzlichen Kosten durch die Erkrankungen					
Die problematische Beziehung zu meinem Kind					
Die Zukunft meines Kindes mit seiner Erkrankung					
Risiko der Vererbung / Auswirkungen auf Familienplanung					

Frage 35: Auswirkungen der Schuppenflechte des Kindes auf das eigene **Berufs-, Familien- und Sozialleben**
Bitte bewegen Sie den Schieberegler in die gewünschte Position.

Aussage	gar nicht	etwas	mittelmäßig	ziemlich	sehr
Ich muss beruflich oftmals kürzer treten					
Ich bin in meinem Beruf wenig flexibel geworden					
Ich kann mich weniger auf meine Arbeit konzentrieren					
Meine beruflichen Ziele sind in den Hintergrund gerückt					

Frage 36: Wieviele **Fehltage im Beruf** hatten Sie aufgrund der Schuppenflechte Ihres Kindes im vergangenen Jahr? Unter Beruf zählen ebenfalls Fehltage in Schule / Ausbildung / Studium etc.

bitte wählen ▼ Tag(e)

[Zurück]   [Weiter]

Quelle: Eigene Darstellung

Anlage 2: Primärdatenerhebung - Kinder und Jugendliche sowie Eltern (11/11)

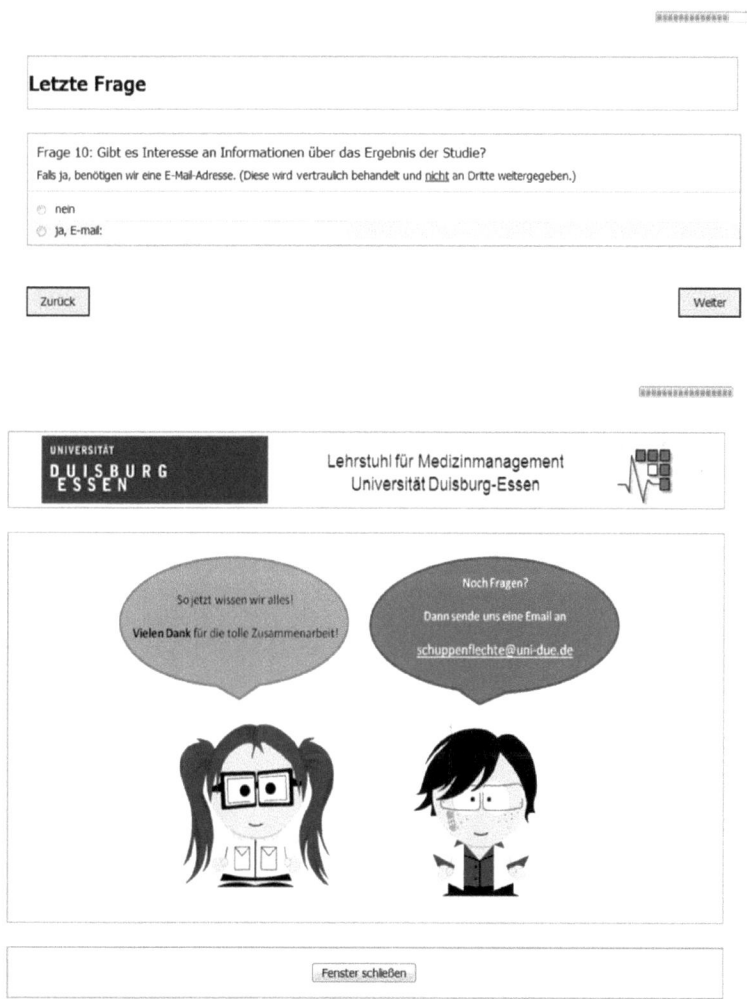

Quelle: Eigene Darstellung

Anlage 3: Prävalenzen der juvenilen Psoriasis

Alter, Geschlecht	L40.x (n)	Pseud[1] (n)	L40.x (VersT)[2]	Pseud (VersT)	GKV (VersT)	Verhältnis zu GKV	Prävalenz VersT (roh)	L40.x (approx.[3] VersT GKV)	Prävalenz VersT (GKV-adjustiert)
0, weiblich	5	25.908	1257	4.618.770	52.737.589	8,76%	0,0272%	14.353	0,027956%
1, weiblich	23	27.139	8395	9.408.412	104.811.845	8,98%	0,0892%	93.522	0,089428%
2, weiblich	24	28.763	8429	9.871.009	106.816.456	9,24%	0,0854%	91.212	0,083132%
3, weiblich	37	30.270	13436	10.063.134	109.734.185	9,17%	0,1335%	146.514	0,130985%
4, weiblich	49	29.668	17522	10.082.949	110.073.874	9,16%	0,1738%	191.285	0,170675%
5, weiblich	51	30.222	18234	10.321.761	112.340.677	9,19%	0,1767%	198.456	0,172977%
6, weiblich	53	30.105	18722	10.298.667	115.163.071	8,94%	0,1818%	209.356	0,182886%
7, weiblich	73	30.438	24955	10.474.958	120.636.273	8,68%	0,2382%	287.398	0,246835%
8, weiblich	102	30.060	36383	10.381.376	121.027.907	8,58%	0,3505%	424.159	0,367579%
9, weiblich	112	30.945	40081	10.734.744	123.883.445	8,67%	0,3734%	462.552	0,387655%

10, weiblich	130	32.406	45852	11.287.247	127.932.749	8,82%	0,4062%	519.699	0,414229%
11, weiblich	131	31.370	47529	10.944.957	125.661.710	8,71%	0,4343%	545.692	0,448549%
12, weiblich	143	30.388	51626	10.628.578	121.424.449	8,75%	0,4857%	589.793	0,499230%
13, weiblich	177	30.833	62890	10.790.213	122.890.763	8,78%	0,5828%	716.260	0,597197%
14, weiblich	194	32.249	68858	11.294.194	128.037.974	8,82%	0,6097%	780.617	0,621812%
15, weiblich	201	32.914	72704	11.497.537	131.826.952	8,72%	0,6323%	833.600	0,652273%
16, weiblich	247	34.842	87479	12.001.702	137.137.300	8,75%	0,7289%	999.578	0,749291%
17, weiblich	337	38.290	117926	13.049.677	152.187.233	8,57%	0,9037%	1.375.270	0,948123%
18, weiblich	365	37.967	127679	12.900.327	151.747.938	8,50%	0,9897%	1.501.902	1,047412%
0, männlich	7	27.604	1835	4.942.786	52.737.589	9,37%	0,0371%	19.579	0,035636%
1, männlich	25	28.345	8423	9.818.349	104.811.845	9,37%	0,0858%	89.916	0,082390%
2, männlich	32	30.121	11522	10.337.612	106.816.456	9,68%	0,1115%	119.054	0,103610%
3, männlich	23	31.997	7964	10.641.236	109.734.185	9,70%	0,0748%	82.126	0,069433%

4, männlich	47	31.358	17124	10.656.795	110.073.874	9,68%	0,1607%	176.874	0,149318%
5, männlich	39	31.645	13715	10.822.273	112.340.677	9,63%	0,1267%	142.369	0,118351%
6, männlich	66	31.183	23359	10.657.124	115.163.071	9,25%	0,2192%	252.422	0,213090%
7, männlich	67	31.959	23976	11.026.606	120.636.273	9,14%	0,2174%	262.309	0,214017%
8, männlich	101	31.601	35291	10.946.406	121.027.907	9,04%	0,3224%	390.192	0,320688%
9, männlich	88	32.138	31230	11.161.799	123.883.445	9,01%	0,2798%	346.618	0,279379%
10, männlich	102	33.257	36634	11.558.557	127.932.749	9,03%	0,3169%	405.473	0,315599%
11, männlich	107	32.605	37355	11.360.553	125.661.710	9,04%	0,3288%	413.192	0,327212%
12, männlich	130	31.242	46194	10.905.163	121.424.449	8,98%	0,4236%	514.351	0,424330%
13, männlich	146	32.207	51828	11.265.698	122.890.763	9,17%	0,4601%	565.361	0,451486%
14, männlich	147	33.617	52727	11.781.741	128.037.974	9,20%	0,4475%	573.010	0,437552%
15, männlich	187	34.134	67011	11.922.189	131.826.952	9,04%	0,5621%	740.959	0,559133%
16, männlich	192	36.326	67189	12.370.131	137.137.300	9,02%	0,5432%	744.868	0,541729%

17, männlich	240	40.122	82326	13.392.691	152.187.233	8,80%	0,6147%	935.508	0,628429%
18, männlich	249	39.446	87822	13.318.654	151.747.938	8,78%	0,6594%	1.000.612	0,675899%
Summe	**4.449**	**1.215.684**	**1.573.482**	**409.536.575**	**4.552.144.780**	**9,00%**	**0,3842%**	**17.756.010**	**0,396313%**

zu 1) Versichertenpseudonym (Pseud),
zu 2) Versichertentage (VersT)
zu 3) Approximation auf Basis der Versichertentage

Quelle: Eigene Berechnung

Anlage 4: Medikation der juvenilen Psoriasis nach ATC-Kodierung

ATC-Code (3, 4, 5, 7-stellige Ebene)	7-stellig	5-stellig	4-stellig	3-stellig
Emollientia und Hautschutzmittel (D02)				205
Emollientia und Hautschutzmittel (D02A)			205	
Harnstoff-haltige Mittel (D02AE)		103		
Harnstoff (D02AE01)	48			
Harnstoff, Kombinationen (D02AE51)	55			
Salicylsäure-haltige Zubereitungen (D02AF)		102		
Salicylsäure (D02AF01)	102			
Antipsoriatika (D05)				1032
Antipsoriatika zur topischen Anwendung (D05A)			977	
Teere (D05AA)		28		
Teere (D05AA)	28			
Anthracen-Derivate (D05AC)		69		
Dithranol (D05AC01)	56			
Dithranol, Kombinationen (D05AC51)	13			
Andere Antipsoriatika zur topischen Anwendung (D05AX)		880		
Fumarsäure (D05AX01)	30			
Calcipotriol (D05AX02)	329			
Calcitriol (D05AX03)	27			
Tacalcitol (D05AX04)	171			
Calcipotriol, Kombinationen (D05AX52)	323			
Antipsoriatika zur systemischen Anwendung (D05B)			55	
Retinoide zur Behandlung der Psoriasis (D05BB)		5		
Acitretin (D05BB02)	5			
Andere Antipsoriatika zur systemischen Anwendung (D05BX)		50		
Fumarsäure-Derivate, Kombinationen (D05BX51)	50			
Corticosteroide zur topischen Anwendung (D07)				3758

Corticosteroide, rein (D07A)		3173
Corticosteroide, schwach wirksam - Gruppe I (D07AA)		278
Hydrocortison (D07AA02)	141	
Prednisolon (D07AA03)	137	
Corticosteroide, mittelstark wirksam - Gruppe II (D07AB)		445
Clobetason (D07AB01)	12	
Hydrocortisonbutyrat (D07AB02)	183	
Flumetason (D07AB03)	3	
Flupredniden (D07AB07)	4	
Triamcinolon (D07AB09)	214	
Hydrocortisonbuteprat (D07AB11)	1	
Dexamethason (D07AB19)	23	
Clocortolon (D07AB21)	6	
Corticosteroide, stark wirksam - Gruppe III (D07AC)		2128
Betamethason (D07AC01)	667	
Desoximetason (D07AC03)	10	
Fluocinolon acetonid (D07AC04)	18	
Diflucortolon (D07AC06)	6	
Fluocinonid (D07AC08)	11	
Diflorason (D07AC10)	1	
Amcinonid (D07AC11)	21	
Mometason (D07AC13)	534	
Methylprednisolonaceponat (D07AC14)	340	
Hydrocortisonaceponat (D07AC16)	14	
Fluticason (D07AC17)	3	
Prednicarbat (D07AC18)	503	
Corticosteroide, sehr stark wirksam - Gruppe IV (D07AD)		322
Clobetasol (D07AD01)	322	
Corticosteroide, Kombinationen mit Antiseptika (D07B)		18
Corticosteroide, schwach wirksam, Kombinationen mit Antiseptika (D07BA)		11
Prednisolon und Antiseptika (D07BA01)	11	
Corticosteroide, mittelstark wirksam, Kombinationen mit Antiseptika		7

(D07BB)		
Flumetason und Antiseptika (D07BB01)	7	
Corticosteroide, Kombinationen mit Antibiotika (D07C)		138
Corticosteroide, mittelstark wirksam, Kombinationen mit Antibiotika (D07CB)	12	
Fluprederniden und Antibiotika (D07CB02)	1	
Dexamethason und Antibiotika (D07CB04)	11	
Corticosteroide, stark wirksam, Kombinationen mit Antibiotika (D07CC)	126	
Betamethason und Antibiotika (D07CC01)	117	
Fluocinolonacetonid und Antibiotika (D07CC02)	9	
Corticosteroide, andere Kombinationen (D07X)		429
Corticosteroide, schwach wirksam, andere Kombinationen (D07XA)	39	
Hydrocortison (D07XA01)	12	
Prednisolon (D07XA02)	27	
Corticosteroide, mittelstark wirksam, andere Kombinationen (D07XB)	43	
Flumetason (D07XB01)	17	
Triamcinolon (D07XB02)	14	
Fluprederniden (D07XB03)	12	
Corticosteroide, stark wirksam, andere Kombinationen (D07XC)	347	
Betamethason (D07XC01)	300	
Mometason (D07XC03)	47	
Immunsuppressiva (L04)		**173**
Immunsuppressiva (L04A)		173
Selektive Immunsuppressiva (L04AA)	5	
Leflunomid (L04AA13)	5	
Tumornekrosefaktor alpha(TNF-alpha)-Inhibitoren (L04AB)	39	
Etanercept (L04AB01)	33	
Infliximab (L04AB02)	4	

Adalimumab (L04AB04)	2			
Calcineurin-Inhibitoren (L04AD)		92		
Ciclosporin (L04AD01)	92			
Andere Immunsuppressiva (L04AX)			37	
Methotrexat (L04AX03)	37			
Gesamt (Anzahl Verschreibungen)	**5168**	**5168**	**5168**	**5168**

Quelle: Eigene Berechnung

Anlage 5: Top 20 der am häufigsten verschriebenen Produkte nach PZN) (n = 593)

PZN	Produkt	ATC	Wirkstoff	n	%
457837	ECURAL	D07	Mometason	13	23,
457835	ECURAL	D07	Mometason	12	21,
495395	BETADERMIC	D07	Betamethason	79	13,
250270	PSORCUTAN	D05	Calcipotriol,	78	13,
5	BETA SALBE	A	Kombinationen		2
457836	ECURAL	D07	Mometason	78	13,
428850	CURATODER M EMULSION	D05 A	Tacalcitol	77	13, 0
141942	LYGAL	D07	Prednisolon	70	11,
250269	PSORCUTAN	D05	Calcipotriol,	70	11,
7	BETA SALBE	A	Kombinationen		8
101049	CLARELUX	D07	Clobetasol	68	11,
475877	LYGAL	D02	Salicylsäure-	64	10,
100361	DAIVOBET	D05	Calcipotriol,	61	10,
686691	ECURAL	D07	Mometason	61	10,
686692	ECURAL	D07	Mometason	60	10,
563453	CLOBEX	D07	Clobetasol	59	9,9
135641	BETAGALEN	D07	Betamethason	58	9,8
271000	DAIVOBET	D05	Calcipotriol,	58	9,8
493929	ADVANTAN	D07	Methylprednisolonacepona	57	9,6
311292	DERMATOP	D07	Prednicarbat	56	9,4
461349	ALFASON	D07	Hydrocortisonbutyrat	53	8,9
451303	PSORCUTAN	D05	Calcipotriol	51	8,6

Quelle: Eigene Berechnung

Abkürzungsverzeichnis

A	Ausschluss Diagnose
AGENS	Arbeitsgruppe Erhebung und Nutzung für Sekundärdaten
APPROX.	Approximation
ATC	Anatomical Therapeutic Chemical Classification System
AWMF	Arbeitskreis Wissenschaftlich Medizinischer Fachgesellschaften
BKK	Betriebskrankenkasse
BSA	Body Surface Area
BVA	Bundesversicherungsamt
BVDD	Berufsverband der Deutschen Dermatologen
CDLQI	Children Dermatology Life Quality Index
DDG	Deutsche Dermatologische Gesellschaft
DGSMP	Deutsche Gesellschaft für Sozialmedizin und Prävention
DIMDI	Deutsches Institut für Medizinische Dokumentation und Information
DPB	Deutscher Psoriasis Bund
Ehem.	Ehemalige/r
G	Gesicherte Diagnose
G-BA	Gemeinsamer Bundesausschuss
GBE	Gesundheitsberichterstattung des Bundes
GEK	Gmünder ErsatzKasse
GKV	Gesetzliche Krankenversicherung
GPS	Gute Praxis Sekundärdatenanalyse
HMG	Hierarchisierte Morbiditätsgruppe

ICD-10-GM	International Statistical Classification of Diseases and Related Health Problems - Version 10 - German Modification
IQR	Interquartile Range
K.A.	Keine Angabe
KHK	Koronare Herzerkrankung
KOF	(betroffene) Körperoberfläche
KV	Krankenversicherung
M	Männlich
MedMan	Mitarbeiter des Lehrstuhls für Medizinmanagement
MG	Morbiditätsgruppen
Min.	Minute
Mio.	Millionen
Morbi-RSA	Morbiditätsorientierter Risikostrukturausgleich
MTX	Methotrexat
NAPSI	Nail Psoriasis Severity Index
NM	Nanometer
PASI	Psoriasis Area and Severity Index
PGA	Physician Global Assessment
Pseud	Versichertenpseudonym
Pso	Psoriasis
PUVA	Psoralen plus UV-A
PZN	Pharmazentralnummer
RiskKV	Name eines Softwareprogramms der Gesundheitsforen Leipzig
RSA	Risikostrukturausgleich
RSAV	Risikostruktur-Ausgleichsverordnung
SA	Satzart
SAPHO	Synovitis, Akne, Pustulosis, Hyperostosis, Osteitis

SD	standard deviation/Standardabweichung
SPSS	Statistical Package for the Social Sciences
SUP	Selektive UV-Phototherapie
TNF	Tumornekrosefaktor
UV	Ultraviolettes Licht
UVB	Ultraviolettbestrahlung
V	Verdacht auf
VersT	Versichertentage
W	Weiblich
Z	Zustand nach Diagnose

Tabellenverzeichnis

Tabelle 1: Datensatzbeschreibung - Sekundärdatensatz I 16

Tabelle 2: Datenaufbau der Sekundärdaten 17

Tabelle 3: Stichprobenbeschreibung - Sekundärdatensatz II 21

Tabelle 4: Anzahl der beigefügten Fragebögen pro befragten Arzt 23

Tabelle 5: Grundgesamtheit und Stichprobe 25

Tabelle 6: Identifizierte Versicherte mit Psoriasis (L40.x) im Sekundärdatensatz I 32

Tabelle 7: Identifizierte Versicherte nach Alter und Geschlecht 32

Tabelle 8: Prävalenz aller Versicherten mit Psoriasis im Datensatz (n = 138.338) 33

Tabelle 9: Jahresprävalenzen bei Kindern und Jugendlichen mit Psoriasis (n = 4.449) 33

Tabelle 10: Prävalenzen und Konfidenzintervalle (n = 4.449) 35

Tabelle 11: Anzahl der ambulanten Arztkontakte (n = 4.435) 37

Tabelle 12: Ambulante Kodierungen der Psoriasis 37

Tabelle 13: Anzahl der stationären Aufenthalte (n = 79) 39

Tabelle 14: Anzahl der Patienten mit verschriebenen Packungen (n = 2.141) 40

Tabelle 15: Kosten pro Medikament in Euro anhand PZN in 2007 (n = 593) 45

Tabelle 16: Kosten für Medikamente (Preis x Packung) pro Versicherten in 2007 (n = 2.141) 46

Tabelle 17: HMG-Anzahl der Psoriasis-Erkrankten und der Kontrollgruppe 47

Tabelle 18: RSA-relevante Krankheitslast der Psoriasis-Erkrankten und der

Kontrollgruppe ... 48
Tabelle 19: Übersicht der Komorbiditäten der Kinder und Jugendlichen (n = 1.930) ... 48
Tabelle 20: Datenrücklauf und Responsrate ... 52
Tabelle 21: Teilgenommene Ärzte nach Facharztgruppen (n = 105) ... 54
Tabelle 22: Anzahl behandelter Patienten nach Dermatologen (n = 76) und Pädiatern (n = 29) ... 54
Tabelle 23: Bestimmung des Schweregrades durch die Ärzte (n = 105) ... 55
Tabelle 24: Einschätzung des Schweregrades des Patientenkollektivs (in %) ... 56
Tabelle 25: Einschätzung der Behandlungsansätze (in %) ... 56
Tabelle 26: Einschätzung der allgemeinen Patientensituation (n = 105) ... 57
Tabelle 27: Alter der eingeschlossenen Patienten nach Geschlecht (n = 244) ... 58
Tabelle 28: Erkrankungsbeginn der eingeschlossenen Patienten (n = 244) 60
Tabelle 29: Dauer zwischen Erkrankungsbeginn und Erstdiagnose ... 61
Tabelle 30: Psoriasis in der Familie (n = 244) ... 62
Tabelle 31: Diagnostizierte Formen der juvenilen Psoriasis (n = 244) ... 63
Tabelle 32: Anzahl betroffener Körperstellen bei der juvenilen Psoriasis (n = 244) ... 64
Tabelle 33: Anteile der betroffenen Körperteile bei der juvenilen Psoriasis (n = 244) ... 64
Tabelle 34: Juckreiz und Kratzspuren nach Altersklassen (n = 244) ... 65
Tabelle 35: Ermittlungsmethode zur Bestimmung des Schweregrades der juvenilen Psoriasis ... 66
Tabelle 36: Komorbiditäten der juvenilen Psoriasis nach Geschlecht (n = 244) ... 67
Tabelle 37: Anzahl verschiedener Therapieformen nach Geschlecht (n =

244) 67
Tabelle 38: Eingesetzte Therapeutika bei der juvenilen Psoriasis 68
Tabelle 39: Weitere Facharztbesuche aufgrund Psoriasis 71
Tabelle 40: Stationäre Aufenthalte aufgrund Psoriasis (n = 244) 72
Tabelle 41: Verweildauer der Patienten (n = 30) mit
Krankenhauseinweisung 72
Tabelle 42: Verweildauer der Patienten (n = 4) mit
Anschlussbehandlung/Reha 73
Tabelle 43: Krankschreibung der Patienten (n = 23) aufgrund von
Psoriasis 73
Tabelle 44: Zufriedenheit der Ärzte mit dem Therapieergebnis ihrer
Patienten (n = 244) 74
Tabelle 45: Zufriedenheit mit dem aktuellen Therapieerfolg 75
Tabelle 46: Studienpopulation der Primärdatenerhebung (n = 183) 76
Tabelle 47: Alter der Patienten nach Geschlecht 77
Tabelle 48: Psoriasis bei Geschwistern von betroffenen Kindern und
Jugendlichen 78
Tabelle 49: Alter bei Ersterkrankung der Kinder und Jugendlichen nach
Geschlecht 79
Tabelle 50: Anzahl betroffener Körperstellen bei der juvenilen Psoriasis (n
= 117) 80
Tabelle 51: Anteile der betroffenen Körperteile bei der juvenilen Psoriasis
(n = 117) 81
Tabelle 52: Juckreiz und Kratzspuren nach Altersklassen (n = 117) 82
Tabelle 53: Gelenkschmerzen bei Kindern und Jugendlichen mit Psoriasis
(n = 117) 82
Tabelle 54: Dauer zwischen Symptombeginn und Erstdiagnose 84
Tabelle 55: Durchschnittliche Arztkontakte pro Jahr nach Gechlecht (n =

117).. 84

Tabelle 56: Angaben zum Behandlungsort der Kinder und Jugendlichen mit Psoriasis (n = 117)... 85

Tabelle 57: Anzahl unterschiedlicher Therapien nach Geschlecht (n = 244)... 86

Tabelle 58: Erhaltene Therapien (Mehrfachnennungen möglich).............. 86

Tabelle 59: Bewertung der Therapie durch die Kinder und Jugendlichen (n = 117)... 90

Tabelle 60: CDLQI Ergebnis nach Geschlecht (n = 84).................................... 92

Tabelle 61: Auswertung des CDLQI nach Altersklassen (n = 84)............... 93

Tabelle 62: Ergebnisse des CDLQI für die juvenile Psoriasis nach Teilbereichen... 94

Tabelle 63: Quellen der Informationssuche seitens der Eltern (n = 66)..... 96

Tabelle 64: Belastung der Eltern (n = 66) durch die Psoriasis ihrer Kinder.. 97

Tabelle 65: Auswirkungen der juvenilen Psoriasis auf das Berufsleben der Eltern (n = 66) 99

Tabelle 66: Berufliche Fehltage der Eltern (n = 66) aufgrund der Psoriasis der Kinder.. 99

Tabelle 67: Vergleich der Prävalenzen von Studien zur juvenilen Psoriasis.. 102

Tabelle 68: Gegenüberstellung der topischen Therapie (absteigend nach Häufigkeit)... 116

Tabelle 69: Gegenüberstellung der systemischen Therapie (absteigend nach Häufigkeit)... 121

Tabelle 70: Gegenüberstellung der Lichttherapie (absteigend nach Häufigkeit)... 122

Tabelle 71: Gegenüberstellung der Bad/Klimatherapie (absteigend nach

Häufigkeit)... 123

Abbildungsverzeichnis

Abbildung 1: Übersicht über die drei Teilstudien des Forschungsprojektes 6

Abbildung 2: Berechnungssystematik des CDLQI (eigene Darstellung nach Lewis-Jones 1995) 27

Abbildung 3: Prävalenzen nach Alter der identifizierten Versicherten (n = 4.449) 34

Abbildung 4: Hochrechnung der juvenilen Psoriasis auf Basis der Satzart 40 GKV 36

Abbildung 5: Ambulante L40.x Diagnosen nach Quartalen 38

Abbildung 6: Aufteilung der stationären L40.x Diagnosen 39

Abbildung 7: Medikation auf 3-stelliger ATC-Ebene (n = 5.168) 41

Abbildung 8: Medikation auf 4-stelliger ATC-Ebene (n = 5.168) 42

Abbildung 9: Medikation (ohne Corticosteroide) auf 7-stelliger ATC-Ebene (n = 1.410) 43

Abbildung 10: Medikation (Corticosteroide) auf 7-stelliger ATC-Ebene (n = 3.758) 44

Abbildung 11: Darreichungsform der verschriebenen Medikamente (n = 5.168) 45

Abbildung 12: Vergleich der Komorbiditäten bei der juvenilen Psoriasis 49

Abbildung 13: Rücklauf der Fragebögen mit Korrekturen und Nacherfassungen 52

Abbildung 14: Angeschriebene (n = 2.317) und teilgenommene Ärzte (n = 105) - Postleitzonen 53

Abbildung 15: Raucherstatus (n = 242) und Alkoholkonsum (n = 239) 62

Abbildung 16: Eingesetzte topische Therapeutika 69

Abbildung 17: Eingesetzte systemische Therapeutika 69

Abbildung 18: Eingesetzte Lichttherapie 70

Abbildung 19: Eingesetzte (Sole-)Bad/Klimatherapie 70

Abbildung 20: Teilgenommene Kinder und Jugendliche (n = 117) nach Postleitzahlen 79

Abbildung 21: Raucherstatus und Alkoholkonsum (n =117) 83

Abbildung 22: Anwendung von topischen Therapien (n = 117) 87

Abbildung 23: Anwendung von Tabletten/Trinklösungen (n = 117) 88

Abbildung 24: Anwendung von Spritzen/Infusionen (n = 117) 88

Abbildung 25: Anwendung einer Lichttherapie (n = 117) 89

Abbildung 26: Anwendung von Bädern und Klimatherapie (n = 117) 90

Abbildung 27: Zeit für die tägliche Behandlung der juvenilen Psoriasis (n = 117) 91

Abbildung 28: Auswertung einzelner CDLQI-Fragen (ziemlich/sehr) nach Geschlecht (n = 84) 95

Abbildung 29: Psoriasis bei Eltern (n = 66) von betroffenen Kindern und Jugendlichen 95

Abbildung 30: Belastungen der Eltern (n = 66) der betroffenen Kinder und Jugendlichen 98

Abbildung 31: Behandlungsalgorithmus der Plaque Psoriasis (Anpassung für juvenile Psoriasis) 126

Abbildung 32: CDLQI Ergebnistableau und Vergleich zu anderen Studien 132

Danksagung

Meine Danksagung gebührt zuerst meinem Professor Dr. Jürgen Wasem, bei dem ich die Ehre hatte lernen, promovieren und arbeiten zu dürften. Diese Zeit hat mich für meinen weiteren Werdegang in einem erheblichen Maße geprägt. Dank gilt ebenfalls an Dr. Dr. Anja Neumann, die mich als Arbeitsgruppenleiterin während meiner Mitarbeit am Lehrstuhl unterstützte und bei der Dissertation fachlich zur Seite stand. Neben vielen anderen Mitarbeitern des Lehrstuhls für Medizinmanagement danke ich insbesondere Sarah Mostardt und Gerald Lux für die freundschaftliche Zusammenarbeit und die unzählbaren Ratschläge während meiner Arbeit als wissenschaftlicher Mitarbeiter am Lehrstuhl.

Mit Blick auf das Universitätsklinikum Essen danke ich insbesondere Prof. Dr. Dirk Schadendorf, Dr. Andreas Körber, Dr. Larissa Schöttler sowie der Ethik-Kommission für die „Blitz-Bearbeitung" unseres Antrages.

Es gilt ferner besonderer Dank an das konstruktive Expertenpanel, welches aus Dr. Sybille Scheewe, Detlev Kunz, Prof. Dr. Andreas Körber, Prof. Dr. Dirk Schadendorf und Hans-Detlev Kunz bestand und die Studie methodisch unterstützte.

Ich danke ferner dem Deutschen Psoriasis Bund für den praxisnahen und hilfreichen Input zur Studie aus der Perspektive der Patienten und der Unterstützung der Studie. Hier gilt besonderer Dank an den Geschäftsführer Herrn Hans-Detlev Kunz und dem Vorstandsvorsitzenden Horst von Zitzewitz.

In diesem Zusammenhang möchte ich allen anderen Organisationen danken, die unsere Online-Umfrage verlinkt und gefördert haben.

Darüber hinaus danke ich Prof. Dr. Andrew Finlay der Cardiff University School of Medicine und Dr. Sue Lewis Jones der University of Dundee für die Genehmigung des Lebensqualitätsinstruments CDLQI und die freundliche Beantwortung von Fragestellungen im Rahmen der Lebensqualitätsmessung.

Die Studie möglich gemacht haben Ärzte, die die Studie durch ihre Dokumentation unterstützt haben - dafür vielen Dank. Besonderer Dank gilt den Kindern und Jugendlichen sowie Eltern für die aktive Teilnahme an der Studie. Darüber hinaus danke ich den Kindern und Jugendlichen rund um das Universitätsklinikum Essen, die mich beim Pretest der Fragebögen aktiv unterstützt haben und mir mit dem Spruch *„Schuppenflechte - wen juckt's?!"* in Erinnerung geblieben sind.

Mein Dank gilt ebenfalls dem Unternehmen Pfizer Deutschland für die Förderung der Studie durch einen unrestricted grant. Hierbei gilt mein Dank insbesondere an Maria Deeg (ehem.), Hanna Becker (ehem.), Julia Schiffner, Dr. Juris Ezernieks (ehem.) und Friedhelm Leverkus.

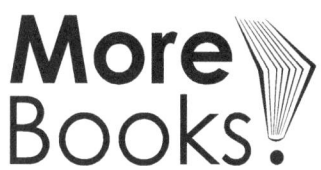

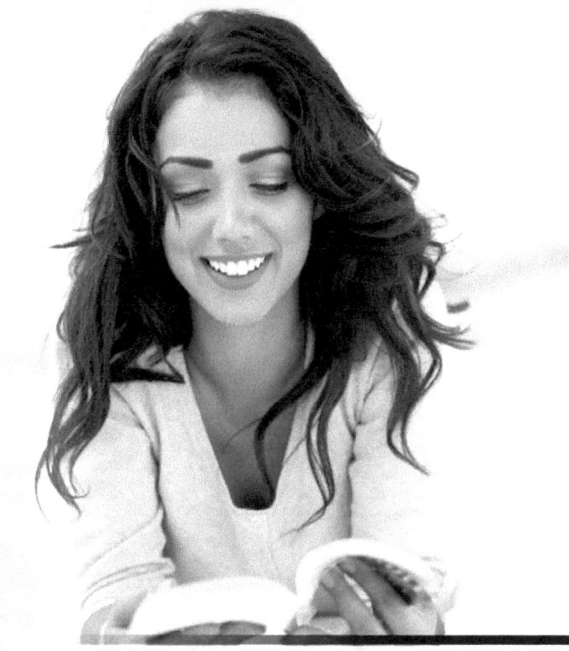

i want morebooks!

Buy your books fast and straightforward online - at one of world's fastest growing online book stores! Environmentally sound due to Print-on-Demand technologies.

Buy your books online at
www.get-morebooks.com

Kaufen Sie Ihre Bücher schnell und unkompliziert online – auf einer der am schnellsten wachsenden Buchhandelsplattformen weltweit! Dank Print-On-Demand umwelt- und ressourcenschonend produziert.

Bücher schneller online kaufen
www.morebooks.de

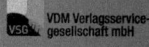
VDM Verlagsservicegesellschaft mbH
Heinrich-Böcking-Str. 6-8   Telefon: +49 681 3720 174   info@vdm-vsg.de
D - 66121 Saarbrücken   Telefax: +49 681 3720 1749 www.vdm-vsg.de

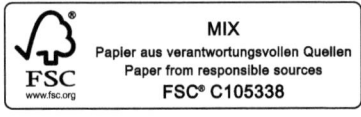

Printed by Books on Demand GmbH, Norderstedt / Germany